人工机械心脏瓣膜用热解炭

张建辉　王根明　著

科学出版社

北京

内 容 简 介

本书简要介绍了人工机械心脏瓣膜、人工机械心脏瓣膜材料及热解炭，重点介绍了人工心脏瓣膜用热解炭流化床化学气相沉积制备工艺，并运用现代材料表征和力学性能测试分析手段，对人工机械心脏瓣膜用低温各向同性热解炭涂层的微观结构和性能特征的表征测试分析结果进行了阐述，此外还介绍了低温各向同性热解炭涂层沉积条件、组织结构和性能特性之间的关系及其结构形成的沉积机理，以期科学地描述人工心脏瓣膜高强度各向同性热解炭的组织结构和性能特性。

本书可供从事生物医学工程、炭素材料、表面工程与技术研究的科技人员参考，也可作为高等院校机械、力学、材料等专业研究生和高年级本科生相关课程的教学参考书。

图书在版编目（CIP）数据

人工机械心脏瓣膜用热解炭 / 张建辉，王根明著. —北京：科学出版社，2016

ISBN 978-7-03-047536-7

Ⅰ.①人… Ⅱ.①张… ②王… Ⅲ.①人工心脏瓣膜−炭素材料−研究 Ⅳ.① R318.11 ② TB321

中国版本图书馆 CIP 数据核字（2016）第 044369 号

责任编辑：裴 育 纪四稳 / 责任校对：桂伟利
责任印制：张 伟 / 封面设计：蓝正设计

科 学 出 版 社 出版
北京东黄城根北街 16 号
邮政编码：100717
http://www.sciencep.com

北京九州迅驰传媒文化有限公司 印刷
科学出版社发行 各地新华书店经销
*
2016 年 3 月第 一 版 开本：720 × 1000 B5
2016 年 3 月第一次印刷 印张：9 1/4
字数：186 000
定价：80.00 元
（如有印装质量问题，我社负责调换）

前　　言

人工机械心脏瓣膜是一种由特殊工艺、材料制成的科技含量较高的人工脏器，又是复杂人工脏器（如人工心脏）的先导。它涉及材料、工程及医学等综合前沿学科，代表了一个国家的生物医学工程水平，至今全世界仅有少数国家能够生产。虽然不断有新的人工瓣膜问世，但瓣膜的设计和制造（工艺）及性能测试等各方面仍有许多基础理论和技术方法尚未得到根本解决。我国人工机械心脏瓣膜的研制生产与临床应用经历了一个漫长而艰难的发展历程，供应人工机械心脏瓣膜的质量和产量远不能满足需求。造成这种局面的主要原因是受到人工机械心脏瓣膜用热解炭涂层缺陷的瓶颈制约，更深层次的原因则是对于热解炭沉积的基础科学问题研究的欠缺，本书的研究内容正是在这样的背景下提出的。

虽然低温各向同性热解炭作为一种"活体工程材料"应用于人造心脏瓣膜的时间并不短暂，但作为关键核心技术，有关人工心脏瓣膜热解炭涂层及其缺陷的研究鲜有报道。热解炭涂层的使用性能是由涂层本身的结构及其与使用环境的交互作用共同决定的，而涂层自身的结构和性质总是人们首先需要了解和加以控制的，它们是决定热解炭涂层使用性能的内因。本书采用准稳态流化床沉积工艺，制备出含硅低温各向同性热解炭涂层，通过对含硅热解炭微观结构的表征、分类和识别，明确结构、性能、工艺条件和沉积过程的关系，揭示沉积条件影响微观结构并最终控制热解炭性能的机理，辨明产生缺陷的深层次原因，从而科学全面地描述人工心脏瓣膜高强度各向同性热解炭的组织结构和性能特征，合理制定和控制沉积条件，实现人工心脏瓣膜热解炭涂层结构和性能的调控，达到涂层缺陷可控、质量稳定、可批量生产的目的，为国产人工心脏瓣膜的研发提供研究基础和技术支撑。因此，本书的研究内容具有重要的学术价值和工程应用价值。

本书的主要内容由三部分构成。第一部分为第1~3章，介绍人工机械心脏瓣膜、人工机械心脏瓣膜材料及热解炭，以及流化床化学气相沉积制备方法；第二部分为第4~7章，运用现代材料表征和力学性能测试分析手段，对人工机械心脏瓣膜用低温各向同性热解炭涂层的微观结构和性能特征的表征测试分析结果进行阐述；第三部分为第8~10章，介绍低温各向同性热解炭涂层沉积条件、组织结构和性能特性之间的关系及其结构形成的沉积机理。

本书得到了杭州电子科技大学学术专著出版基金资助，书中涉及的研究工作得到了国家自然科学基金和浙江省自然科学基金的资助，在此一并致谢。

同时，感谢兰州兰飞医疗器械有限公司提供了实验用热解炭涂层样品，还要感谢孙海博、邢兴、钟华锋、夏文莉、宋银超、郑艳真、李威龙等的支持和协助。

本书参考了很多国内外专家和同行的著作及论文，无法一一列举，在此深表谢意。

由于作者学识所限，书中不足之处在所难免，恳请读者指正。

作　者

2015 年于杭州

目　　录

第1章 人工机械心脏瓣膜概述

1.1 人体心脏及其瓣膜

1.1.1 人体心脏的位置和形态[1]

心脏是人体内泵血的肌性动力器官，质量约为300g，约占人体质量的0.5%。很久以前，受封建礼教的影响，人们不敢解剖人体，所以并不清楚心脏在人体内真正的位置，也因此对心脏产生了许多错误的观念和看法。100多年来，医学科研人员通过大量的人体解剖，清楚地认识到，心脏位于胸腔内，在膈以上居两肺之间，约有2/3在中线左侧，1/3在中线右侧，如图1.1所示[2]。前方是胸骨和肋骨，后方与食管、左迷走神经和胸主动脉等结构相毗邻，两侧与膈神经、心包膈血管、胸膜腔和肺相邻，前上方有胸腺，向上与上腔动脉、升主动脉和肺动脉干相连。心脏的形状近似一颗桃子，这颗桃子的尖端称为心尖，指向左前下，底朝右后上方，如

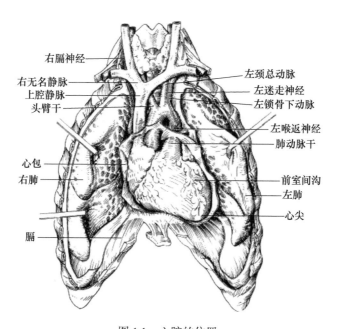

图 1.1 心脏的位置

图 1.2 所示[2]。因此，心的长轴倾斜，与正中矢状面约成 45°角。因心底是大血管出入的地方，所以固定不动，而心尖可自由活动，如把手掌放在左侧乳头附近，可以清楚地触到心尖的搏动。在发育过程中，心沿纵轴向左轻度旋转，故右半心在右前，左半心偏居左后。

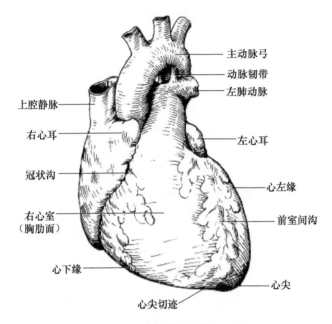

图 1.2　心脏的外形（前面观）

　　心脏的外面包了两层很薄而又光滑的膜，称为心包膜。两层心包膜之间有一空隙，称为心包腔，其中含有少量淡黄色液体，约 20mL，称为心包液。心包液在心脏跳动过程中起着润滑的作用，可以减少摩擦和阻力；同时，心包膜又是心脏的外卫，保护心脏不致过度扩张。

1.1.2　人体心脏的结构[1]

　　心脏分为四个腔，后上部为左、右心房，两者之间以房间隔分开；前下部为左、右心室，两者之间隔以室间隔分开。在正常的心脏里面，房间隔与室间隔都是完全封闭的，如果发生缺损，则说明罹患先天性心脏病，必须施行手术修补，才能恢复心脏的正常功能。但同侧房室间是相通的。左心房与左心室之间有二尖瓣，右心房与右心室之间有三尖瓣，二尖瓣与三尖瓣类似泵的闸门，它们保证了心内血液的定向流动。心的右半接收和排出的都是静脉性（缺氧）血，心的左半接收和排出的都是动脉性（充氧）血。图 1.3 是人体心脏的结构图。

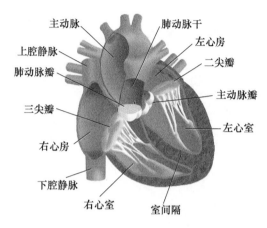

图 1.3　人体心脏结构图

右心房有 3 个入口，1 个出口。入口即位于腔静脉窦的上、下腔静脉口，以及下腔静脉口与右房室口之间的冠状窦口。出口即右房室口，位于冠状窦口的前方，沟通右心房和右心室。右心室有出、入口各一个。入口即右房室口，周缘附有 3 块叶片状瓣膜，即三尖瓣，瓣膜垂向室腔，并借许多线样的腱索与心室壁的 3 组乳头肌相连。出口称为肺动脉口，周缘有 3 个半月形的袋状瓣膜，称为肺动脉瓣。左心房有 4 个入口、1 个出口。在左心房后壁的两侧，各有一对肺静脉口，为左、右肺静脉的入口。左心房的前下方有左房室口，通向左心室。左心室有出、入口各一个。入口即左房室口，周缘附有左房室瓣（即二尖瓣），因其形状很像僧侣的帽子，因此又称僧帽瓣。二尖瓣也借腱索与心室壁的 2 组乳头肌相连，左心室的乳头肌较右心室的强大。出口为主动脉口，与肺动脉瓣相似，周缘也附有 3 个半月形的袋状瓣膜，称为主动脉瓣。当心室收缩时，房室瓣被室腔血流推压而关闭，因腱索牵拉，瓣膜不会翻入心房，血液不能流向心房；同时，主、肺动脉瓣被血流冲开，血液被射向动脉，如图 1.4（a）所示。当心室舒张，如图 1.4（b）所示，室内压力降低，血液由动脉逆流入心室时，动脉瓣被迫关闭，防止血液逆流。与此同时，房室瓣也随心室舒张而开放，心房血液流向心室，如此周而复始。若因病引起心脏瓣膜关闭不全或狭窄，则导致心腔内血流紊乱，动、静脉血相混。

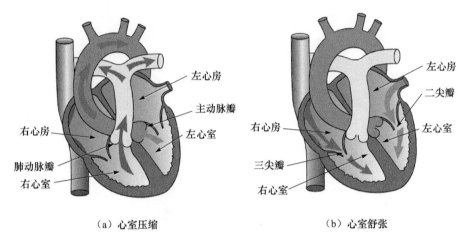

（a）心室压缩   （b）心室舒张

图 1.4   心脏血液流动状况

1.1.3   人体心脏瓣膜

　　心脏类似一个强有力的血泵。它的持续舒缩功能使身体各部不断得到含氧丰富的血液供应。血液循环的程序是：身体中的静脉血液回到心脏的右心部分，由心脏送入肺部，肺部给血液补充氧气；含氧丰富的血液又回到心脏的左心部分，再从那里输送到身体各部位。在人体的血液循环系统中，有防止血液逆流的单向阀，其中相当于血液泵的入口、出口阀的心脏瓣膜起着特别重要的作用。瓣膜是心脏维持正常功能和保持血液单向流动的重要结构。心脏内有 4 个瓣膜：右心室的入口瓣"三尖瓣"、出口瓣"肺动脉瓣"，左心室的入口瓣"二尖瓣"、出口瓣"主动脉瓣"，如图 1.5 所示。人体内的心脏瓣膜由 2 片或 3 片"瓣叶"构成。瓣叶非常光滑而富有弹性，它们具有单向阀门的作用，随心动周期交替开放关闭，保证心脏向正常方向排血，维持人体的血液循环。瓣叶依靠瓣环固定在血管壁上，在血管的中央瓣叶的自由端彼此合拢而关闭。当瓣膜开启时，瓣叶自由端相互分离，且瓣环直径扩大。因此，瓣开启时流道的阻力极小，不妨碍中心血流通过。入口瓣"三尖瓣、二尖瓣"的自由端通过腱索（乳头肌）与流道下侧的心室内壁相连，防止瓣膜关闭时瓣叶自由端朝上侧翻转[3]。心脏瓣膜如果遭受风湿活动、细菌感染、退行性改变、外伤或先天畸形等影响会发生损坏、变形或粘连增厚等病变，形成瓣口边窄（瓣膜狭窄）或瓣膜关闭不全（瓣口血液返流），失去其单向阀门功能，甚至导致心功能不全。因此，当发现心脏瓣膜发生病变时，如果瓣膜无法修复，则必须置换人工心脏瓣膜以保护和改善心脏。

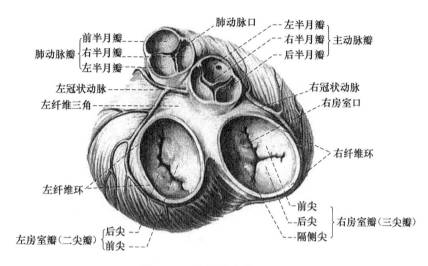

图 1.5　心脏的瓣膜（上面观）

在整个血液循环中，心脏瓣膜对血液单向流动起着重要的保证作用。当富含氧的动脉血由左心房进入左心室时，二尖瓣开启，在左心室射血的过程中，二尖瓣关闭而主动脉瓣开启，当血液回流时，主动脉瓣关闭以防止血液回流。同样地，从上下腔静脉回到右心房的静脉血进入右心室时，三尖瓣开启，而在右心室射血时，三尖瓣关闭而肺动脉瓣开启，血液回流时，肺动脉瓣关闭，防止血液逆流。

1.1.4　人体心脏瓣膜周围的力学环境[3]

通过瓣膜的流体是温度为 37℃、pH 为 7.4 的血液。血液由红细胞、白细胞、血小板等有形成分，蛋白质（纤维蛋白原、白蛋白、球蛋白）、糖类、脂质等有机物，Na^+、K^+、Ca^{2+}、Mg^{2+}、Cl^-、HCO_3^- 等无机盐及水组成。血液的 45%（体积分数）为有形成分，其中大部分是红细胞（直径 8μm 的双凸圆碟形）。蛋白质分子的形状：纤维蛋白原是 70nm 的圆柱体，β-脂蛋白是 20nm 的球体。血液的密度为 $1.06g/cm^3$、黏度为 6cP（此为切变流速 $>50s^{-1}$ 的测定值，血液为非牛顿流体）。根据上述数值综合考虑，瓣膜附近血流的雷诺数按时间平均为 400，瞬时最大 2000 左右。在左心房流动的是通过肺后的动脉血，在右心房流动的是经全身循环后的静脉血。在左心房中氧分压为 95mm Hg、右心房中为 40mm Hg；在左心房中二氧化碳分压为 40mm Hg、右心房中为 45mm Hg。

体重 60kg 成人的瓣膜其周围的力学环境平均为：瓣内径入口瓣 2.5cm、出口瓣 2.3cm；通过瓣的平均流量（心输出量）为 5.5L/min。但是，瞬时流量随时间以 0.8s 的周期变动（脉动流）。在右心室充盈期为 0.4s、射血期为 0.3s；在左心室充盈期为 0.46s，射血期为 0.24s。这些分别相当于三尖瓣、肺动脉瓣、二尖瓣、主动脉瓣开启的时间（心动周期的残留时间相当于入口、出口瓣的等容收缩期、等容舒张期）。即开启时间主动脉瓣最短，最大瞬时流量达 30L/min。各瓣开启时间 0.8s/ 次，10 年开闭 4×10^8 次。由此可以预计人一生中瓣的开闭次数。右心房的入口压（右心房压）为 3～7mm Hg，出口压（肺动脉压）为 10～25mm Hg；左心房的入口压（左心房压）为 2～10mm Hg，出口压（主动脉压）为 70～120mm Hg。左心房的进、出口压差大，止逆瓣的作用极为重要。因此，换瓣的手术中大部分是换左心室入口、出口瓣（而右心室入口、出口瓣的情况不管有多恶劣，只要右心室的入口血压稍微上升就能保持血液循环）。

1.1.5　人体心脏瓣膜的病变与修复

心脏瓣膜病是由炎症、黏液样变性、退行性改变、先天性畸形、缺血性坏死、创伤等原因引起的单个或多个瓣膜结构（包括瓣叶、瓣环、腱索或乳头肌）的结构异常或功能障碍，导致瓣口狭窄和（或）关闭不全[4]。近几十年来，瓣膜脱垂、腱索断裂及先天性瓣膜病，已成为瓣膜功能异常的重要原因[5]。当瓣膜出现病变时，主要表现为瓣膜口狭窄或瓣膜锁闭不全，从而给血液循环带来极大的障碍。

轻度的瓣膜性疾病可以通过手术进行修复。但当心脏瓣膜病变严重而不能用瓣膜分离手术或修补手术恢复或改善瓣膜功能时，则需采用人工心脏瓣膜置换术，换瓣膜病例主要有风湿性心脏病、先天性心脏病、马凡氏综合征等[6]。

心脏瓣膜疾病的发病率通常较高。在我国人群死亡原因中，心血管疾病的比例居高不下。目前心脏瓣膜病患者就高达数百万，其中约 10% 需要进行换瓣治疗。因此，人工心脏瓣膜的需求量非常可观。自 1960 年美国的 Starr-Edwards 首次将人工心脏瓣膜进行二尖瓣换瓣手术以来，人工心脏瓣膜越来越受到人们的关注，人工心脏瓣膜的研究与开发得到了迅速的发展，目前人工心脏瓣膜置换已成为外科治疗心脏瓣膜病变不可缺少的手段之一[5]，图 1.6 是人工心脏瓣膜植入心脏的示意图。

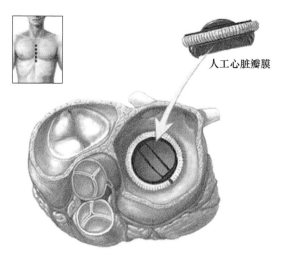

人工心脏瓣膜

图 1.6　人工心脏瓣膜植入心脏的示意图

1.2　人工心脏瓣膜[7]

1.2.1　历史回顾

　　人工心脏瓣膜的发展已有 50 余年历史，世界上第一个商业化生产的瓣膜是 Starr-Edwards 球笼瓣，由美国波特兰心外科医生 Albert Starr 和南加利福尼亚机械工程师 Lowell Edwards 合作完成[8]。它的成功不仅标志着一种可靠的、质量可控的人工瓣膜的诞生，也标志着困扰外科医生多年的心脏瓣膜手术进入了新的时代。传统上将人工心脏瓣膜按制造材料分为两大类：一类是机械瓣（mechanical valve），瓣的主体由人工材料制成，如钛合金、热解炭等；另一类是生物瓣（bioprosthetic valve），它是仿照人主动脉瓣 3 个半月瓣的结构用生物组织材料如猪瓣膜、牛心包等制成。机械瓣的发展经历了第一代笼球瓣、第二代笼碟瓣、第三代侧倾碟瓣再到第四代双叶瓣的发展历程。目前广泛使用的双叶瓣，其基本结构是圆形瓣环内装有两个半圆片状瓣叶，每个瓣叶基底两端各有一个轴与瓣环内相应处的槽构成铰链，血流通过呈中心血流，有效瓣口面积较大，跨瓣压差小，血栓栓塞率低，其代表产品有 St. Jude 瓣、CarboMedics 瓣等。生物瓣的发展几乎与机械瓣同步，最初的生物瓣采用福尔马林固定的方法，对瓣叶的纤维组织破坏较大，导致瓣膜很快衰败钙化。1968 年 Carpentier[9] 使用戊二醛处理生物瓣，使其使用寿命显著延长，以戊二醛高压固定为标志的第一代生物瓣开始在临床上广泛使用。第二代生物瓣采用了低压或无压力固定的方法，更好地保留了瓣叶组织以及纤维的排列结构，瓣膜的使用寿命进一步延长。第三代生物瓣加入了抗钙化处理，有望使生物瓣的使用寿命达到 20 年。近年来，除了在原有瓣膜基本型的基础上进行材料和结构的改进，科研人员对新型瓣膜的研究也取得进展，如可经导管植入的人工瓣、组织工程瓣等。

1.2.2　机械瓣

机械瓣仍是目前世界上使用最为广泛的人工心脏瓣膜，植入后若无特殊情况（如心内膜炎、血栓形成等），机械瓣可以终生使用。但机械瓣膜的不足在于植入后必须终生抗凝治疗，定期检测凝血酶原时间，与抗凝相关的并发症不容忽视：根据目前对机械瓣置换术后长期的随访资料，现代使用的双叶瓣抗凝治疗后血栓栓塞发生率为 1.0%～2.0%/pt-yr，出血的发生率与前者相似。瓣膜置换术后心内膜炎是危险性很高的并发症，它的发生率约为 0.3%～1.0%/pt-yr。

目前应用于临床的大部分机械瓣采用了热解炭（pyrolytic carbon）涂层，它具有优良的理化性能和组织相容性，至今尚未有其他材料可替代。近年发展的机械瓣在原有基础上进行了改进：如瓣膜落座后瓣环可以旋转，改善了瓣叶开放，防止卡瓣；优化设计瓣叶开放角度，改善血流动力学；通过减少瓣膜的血液滞留区以及自我冲刷的设计，减少血栓形成等。几个著名的瓣膜供应商还针对主动脉瓣瓣环较小的病例设计制造了一系列新的瓣膜，它们通过缩小缝合环扩大瓣环，或通过环上瓣的设计，改善了小号主动脉瓣的血流动力学。这类瓣膜包括 St. Jude 公司推出的 HP 和 Regent 瓣、Sorin Slimline 主动脉瓣以及 CarboMedics 环上瓣等。值得一提的是，St. Jude 公司曾在 1997 年推出的 Silzone 系列机械瓣，它的缝环含有银离子，有助于抑制感染的蔓延，但经过临床应用后发现 Silzone 瓣周漏的发生率显著高于其他瓣膜，因此于 2000 年召回。尽管 Silzone 系列机械瓣是一个失败的案例，但它体现了一种很好的设计思想，值得借鉴。

除了以上已经应用于临床的机械瓣，还有一些新材料、新工艺和新的瓣膜正在研发中，比较引人注目的是软质材料机械瓣[10]，又称人工柔性瓣叶心脏瓣膜（synthetic flexible leaflet heart valve）。这种瓣膜采用柔性的高分子材料（如聚氨酯）做成三个瓣叶的结构，血流通过是接近生理的中心流，而且这种材料具有良好的血液相容性和耐久性，植入后只需少量或不需进行抗凝治疗，使用寿命大大超过现有的生物瓣，是一种极有前途的瓣膜。

值得一提的还有国产双叶瓣的发展，目前北京 GK 双叶瓣已投入临床使用；上海长海医院与兰州兰飞医疗器械有限公司等单位联合研制的 CL 双叶瓣临床应用已经达到 30 例；浙江大学医学院的久灵双叶瓣也完成了动物实验，并已进行了临床试用研究。从目前报道的情况来看，初期的应用效果良好。

1.2.3　生物瓣

生物瓣具有如下特点：血液通过瓣口为中心流，由于没有阻塞体，血流动力学性能优于机械瓣，且不会对血液有形成分产生破坏；制作瓣膜的材料为生物材料，血液相容性好，不易产生凝血、溶血等问题，因此瓣膜植入后无需或只需短期抗凝。尽管生物瓣具有以上优势，但生物瓣在植入体内一段时间后，由于生物材料的钙化或衰败，常常需要再次手术，因此临床上生物瓣通常应用于那些年龄较大或不适于抗凝治疗的患者，以及应用于瓣膜钙化或衰败速度较慢的三尖瓣位。根据已有的长期随访资料，第二代生物瓣如 Medtronic Hancock II 瓣、Carpentier-Edwards Perimount 瓣在植入后 12 年衰坏率小于 10%[11]。新近发展的第三代生物瓣，如 Medtronic Mosiac 瓣、St. Jude Bicor 瓣等采用了低瓣架的设计，低压差或无压差的固定方法，并经过了改进的抗钙化处理，部分采用了半弹性的瓣架，这些处理措施明显改善了血流动力学性能，并有助于延长生物瓣的使用寿命，近中期的临床应用效果优异[12]。但其耐久性还有待长期随访资料的证实。

无支架生物瓣（stentless bioprostheses）是近年发展起来的一种新型生物瓣，它在设计中去除了硬质的瓣架，可减轻血流冲击对瓣叶的损害。同时去除硬质瓣环后手术时可以植入口径更大的瓣膜，改善了血流动力学。常见的无支架生物瓣包括 St. Jude Toronto SPV 瓣和 Medtronic Freestyle 瓣，其临床应用国内仅见少量报道，从国外已有的中期（5～10 年）临床报告看，它的血流动力学指标要优于有支架生物瓣，且瓣膜结构衰坏的极少[13]。无支架瓣的手术操作比有支架瓣复杂，包括原位置换（subcoronary valve replacement）、根部置换（root replacement）和根部包裹（root inclusion）三种手术方法，但由于其自身优异的血流动力学特点，今后它的应用势必更加广泛。

同种瓣膜（homograft valve）也属于生物瓣的范畴，主要用于复杂先心手术的右心室流出道重建以及少量的瓣膜置换术，血流动力学优异，但存在取材来源受限和体内排异反应导致瓣膜衰败钙化等问题，其 10 年的结构损坏可达到 19%～38%，20 年为 69%～82%，因此远期耐久性不能令人满意。近年来，一些学者采用同种瓣膜脱细胞后植入患者体内的方法，以期减少免疫排斥反应，延长瓣膜寿命，取得良好效果。例如，Tavakkol 等[14] 报道了脱细胞同种瓣膜移植后中期随访效果，证明脱细胞同种瓣膜在耐久性和血流动力学方面均优于传统方法保存的同种瓣膜。

1.2.4　介入治疗使用的瓣膜

　　经皮瓣膜置换是瓣膜病治疗手段的新进展，由此已发展出多种介入治疗使用的瓣膜（percutaneous heart valve，PHV），它们的基本结构为可扩张的合金支架内嵌入生物组织瓣膜。Cribier 等[15] 于 2002 年率先采用顺行法穿刺房间隔将瓣膜植入一例患严重主动脉钙化狭窄伴心源性休克和多种慢性疾患不能进行外科瓣膜置换术的 57 岁患者，术后即刻检查显示主动脉跨瓣压差由 30mm Hg 降至 6mm Hg，瓣膜功能良好，患者血流动力学状态明显改善，但有轻微瓣周漏。之后，他还报道了 5 例患者的早期应用效果，4 例临床症状明显改善，1 例因自体主动脉瓣撕裂死亡[16]。Khambadkone 等[17] 报道了 PHV 应用于治疗先心术后肺动脉关闭不全病例，病例数已累计达到 59 例，取得了良好治疗效果。尽管经皮瓣膜置换在动物实验以及初步临床应用中已证实其可行性并取得了一定疗效，但其技术仍较复杂，并发症较多，相关器械有待进一步完善，临床适用范围很窄。相信随着技术和器材的改进，该技术将使更多的普通瓣膜疾病患者获益，可能使其治疗发生革命性改变。经皮递送瓣膜将是人工瓣膜设计和瓣膜外科发展的重要方向。

1.2.5　组织工程心脏瓣膜

　　组织工程心脏瓣膜（tissue engineering heart valve，TEHV）是未来瓣膜发展的方向，它利用组织工程学技术，将自体细胞种植在可降解支架材料上，经体外培育使得细胞生长并分泌细胞外基质，最终培育出具有完全功能的心脏瓣膜。TEHV 理论上无免疫原性，无需抗凝，植入生长期患儿体内后具有生长的潜能，并且可修复自身损伤，具有良好的耐久性。目前，各国学者对瓣膜支架材料、种子细胞、生物反应器、瓣膜的体外构建方法以及手术植入等方面都进行了广泛研究，并取得了一定的进展。在种子细胞方面，除采用分层种植血管壁本身间质细胞和内皮细胞，还有研究者采用骨髓间质干细胞（MSCs）经体外诱导分化为内皮细胞用于构建 TEHV[18]。研究中的支架材料主要有两类：一类是人工合成的可降解高分子材料，如聚羟基乙酸（PGA）和聚乳酸（PLA）等，但目前发展的高分子材料支架在柔韧性、材料强度以及组织相容性等方面还存在明显不足；另一类是脱细胞动物组织材料，如脱细胞猪瓣等。目前脱细胞瓣膜在异种动物间移植取得成功，而植入人体的尝试却失败了。Simon 等[19]将脱细胞猪瓣应用于 4 例先天性心脏病儿童，造成 3 例儿童分别在术后 7 天、6 周和 1 年死亡，1 例手术 2 天后预防性取出。强烈的免疫反应造成瓣膜破裂穿孔是患儿死亡的原因。因此，尽管理论上脱细胞后能够大大减轻免疫反应，但异种动物组织作为支架还应进行更深入的研究。为了体外培育 TEHV，研究人员研制了多种生物反应器（bioreactor），它除了提供瓣膜生长的营养和适合组织生长的环境，还能够模拟瓣膜的在体环境，如搏动流、剪切力、压力等。报道中先进的生物反应器具备一定的自动化控制水平，能够模拟体循环生理低限到高限乃至病理状态下流量、压力等各项指标[20]。生物工程技术在临床应用方面也取得了一定的成绩：Dohmen 等[21]报道了为一例 43 岁主动脉瓣狭窄患者施行 Ross 手术，术中将患者自体前臂静脉内皮细胞种植去细胞同种肺动脉瓣构建的组织工程瓣膜置入患者肺动脉瓣位获得成功，超声显示术后三个月瓣膜功能良好，1 年后瓣膜功能仍正常。2003 年 Naito 等[22]利用人工可降解材料构建的 TEHV 管道临床应用也获得成功。但到目前，文献中报道的组织工程瓣膜的应用只限于肺动脉瓣位植入取得的短期效果。综上所述，组织工程瓣的发展还只是处于起步阶段，距离真正广泛应用于临床还有很长的路程。

1.3　人工机械心脏瓣膜[23]

人工机械心脏瓣膜（机械瓣）是用非生物材料制成的、具有天然心脏瓣膜的功能并能替代病变瓣膜的人工器官。自 1951 年 Hufnagel 等[24]首次将人工机械心脏瓣膜植入患者体内后，各种类型的人工心脏瓣膜不断问世，60 多年时间里共有 100 余种人工心脏瓣膜应用于临床，数百万患者植入了人工心脏瓣膜，健康状况显著改善，寿命得到延长。但到目前，人工机械心脏瓣膜的研制和应用远未达到完全与自体心脏瓣膜相同的理想程度。

1.3.1　历史回顾

人工心脏瓣膜的研制可追溯至 20 世纪 40 年代，Hufnagel 等[24]最早开始此方面的研究工作，并于 1951 年将甲基乙烯基硅酸球人造瓣膜置入患者的降主动脉内，治疗主动脉瓣闭锁不全的患者，但由于当时选材和技术条件都不成熟，未达到预期效果。1960 年 Harken 等[25]首先开展了用笼球式人工机械心脏瓣置换主动脉瓣获得成功，同年 Starr 等[26]为患者施行二尖瓣替换术同样取得成功，从此开创了用人工心脏瓣膜替换术治疗心脏瓣膜病的新时代，心脏瓣膜病的外科治疗取得显著进步。

我国开展人工心脏瓣膜的研究和应用也较早，1965 年蔡用之等用国产笼球式机械瓣进行二尖瓣置换术获得成功[27]。1978 年上海医疗器械研究所、兰州炭素厂与上海长海医院合作研制的各向同性炭侧倾碟瓣（B-S 瓣）应用于临床。1985 年航天部 703 所与中国医学科学院阜外医院合作，开发出 GK（钩孔）型机械瓣膜，结构上与美国 Medtronic-Hall 侧倾碟瓣相似，对瓣孔内支柱进行改进，扩大了有效开口面积，减轻了涡流的形成，减少了对血液组织的损坏与血栓形成的机会。1987 年兰州新兰仪表厂等研制出 C-L 型标准瓣，其后又推出改进型 C-L 短柱瓣[28]。1990 年田子朴等[29]报告国产双叶瓣的临床初步应用结果。2005 年北京思达医用装置有限公司和空军总医院共同研制的 GK 双叶瓣获得国家药监局准产注册，开始了临床应用。

1.3.2　设计标准

早在 1962 年 Harken 等就提出理想的人工心脏瓣膜的 10 项原则，后来 Roberts[30]等归纳为良好的血流动力学、血栓栓塞率低、溶血极微、耐久等项技术要求，McClung 等[31]增加了 2 项：瓣膜感染率低；瓣膜解剖结构适应于安装部位。目前得到公认的理想的人工心脏瓣膜设计标准如下[32, 33]。

（1）符合天然心脏瓣膜生物流体力学性能要求，即开放阻力小，瓣膜开放期两侧跨瓣压差接近零；瓣膜关闭快，无漏流，无返流；血液通过瓣口产生的流场近似生理血流场，不产生涡流。

（2）耐久性好，材料及结构、理化特性和机械性能稳定不变。

（3）组织相容性、血液相容性好：不破坏血液有形成分；不凝血、不溶血；不引起人体免疫反应。

（4）无噪声，不影响患者正常生活；感染率低。

（5）易于外科植入；消毒保存方便。

1.3.3　发展和应用

人工机械心脏瓣膜经历了笼球瓣、笼碟瓣、侧倾碟瓣及双叶瓣四代变迁，性能不断提高，目前是临床上应用最广泛的人工心脏瓣膜。

1. 笼球瓣

笼球瓣是应用最早的人工心脏瓣膜，目前各种人工瓣膜的设计原理均是在此基础上演变而来的。图 1.7 是 Starr-Edwards 笼球瓣。某些笼球瓣经过制作技术上的改进仍在使用（表 1.1）。笼球瓣的瓣膜阻塞体是一个圆球，瓣口是一金属环。球体位于瓣环的流出方向，为防止圆球在运动中脱落，在球瓣上装有金属笼架。其缺点为：①瓣架高，对心室小及主动脉根部细小的患者不适用；②过瓣血流为侧流，易形成涡流区，易造成栓塞；③破坏血液有形成分，易溶血；④跨瓣压差高等。

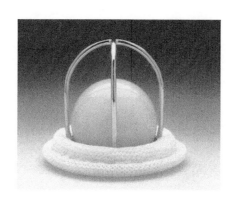

图 1.7　Starr-Edwards 笼球瓣

表 1.1　几种主要的笼球瓣

名称	首次植入时间	材料设计		弃用时间
		瓣架	球阀	
Hufnagel[24]	1952 年	聚甲基丙烯酸酯	硅橡胶涂层的空心尼龙球	1956 年
Haken-Scoroff[25]	1960 年	不锈钢（2 个向心笼架）	实心硅橡胶球	1962 年
Starr-Edwards[26]	1960 年	Stellite-2l（钴铬钼镍合金）	低温硫化处理硅橡胶球	至今仍用
Magovern-Cromie[34]	1962 年	钛钢，开放式笼架	低温硫化处理硅橡胶球	1980 年
Smeloff-Cutter[35]	1966 年	钛钢，瓣环两端 2 个顶端开放式笼架	低温硫化处理硅橡胶球	1988 年
DeBakey-Surgitool[36]	1967 年	钛钢	开始为 HMWP（高分子量聚乙烯），后改为空心热解炭球	1984 年
Braunwald-Cutter[37]	1968 年	钛钢笼架，笼架及瓣环口包覆以 Dacron 织物	硅橡胶球	1979 年

2. 笼碟瓣

为缩小球体和笼架占据心室空间，人们将阻塞体改进制成圆片形，称为笼碟瓣。图 1.8 是 Kay-Shiley 笼碟瓣。其基本原理为：中心碟片为活塞式，阀体多采用透镜状的碟片（表 1.2）。但由于阻塞体最大截面积与血流方向垂直，所以阻力和跨瓣压差较大，流场不符合生理层流状态；且心室收缩时，心肌易触及金属笼架，从而刺激心肌发生心率失常，目前笼碟瓣已较少使用。但是，这一代机械瓣开创了低瓣架设计的理念，为以后侧倾碟瓣的开发奠定了基础。

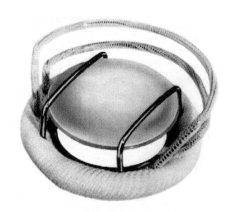

图 1.8　Kay-Shiley 笼碟瓣

表 1.2　主要的笼碟瓣

名称	首次植入时间	材料设计		弃用时间
		瓣架	碟片	
Kay-Shiley[38]	1965 年	Stellite（钴铬钼镍合金），瓣环和两根平行悬吊式瓣柱	Silastic 硅橡胶，1975 年改为 Delrin 碟片	1980 年
Beall-Suigitool[39]	1967 年	钛钢	Teflon 碟片，涤纶织物覆盖瓣口流出部，1971 年改为热解炭碟片	1985 年
Cooley-Cutter[40]	1971 年	钛钢，上下端两组开放的笼架	双锥形的热解炭涂层碟片	1978 年

3. 侧倾碟瓣

侧倾碟瓣于 20 世纪 60 年代末研制成功，瓣膜阻塞体是用各向同性炭材料制成的圆形碟片，瓣膜开放时金属环钩住碟片，血液从碟片两侧流过，虽然阻塞体仍在血流中央，但因碟片倾斜，瓣口形成大小两个孔，基本上近似于中心血流型，跨瓣压差不大，血流动力学明显改善，使术后瓣膜相关并发症降到较低水平，目前市场上侧倾碟瓣仍占有很大比例（表 1.3）。图 1.9 是 Björk-Shiley 侧倾碟瓣。

表 1.3　几种典型的侧倾碟瓣

名称	首次植入时间	材料设计		使用状况
		瓣架	碟片	
Björk-Shiley 标准瓣[41]	1969 年	Stellite（钴铬钼镍合金），流入面中点有封闭的大支架，流出面顶部有小支架	Delrin，1971 年改为热解炭涂层	1986 年弃用
Björk-Shiley 凹凸瓣[42]	1975 年		热解炭涂层	1986 年弃用
Lillehei-Kaster[43]	1970 年	钛钢，流出口一侧瓣环上伸出一对弧形高起的瓣柱，流入口上有两对夹持瓣片的小突起	热解炭涂层	1987 年弃用
Omni-Carbon[44]	1984 年	全热解炭瓣		至今仍用
Medtronic-Hall[45]	1977 年	钛钢整体加工，瓣环流出口连带钩状大瓣柱，其尖端位于碟片中央的圆孔内，两侧有一对矮柱，流出面有根椭圆形单柱	热解炭涂层	至今仍用
GK 瓣	1985 年	钴铬钼镍合金	热解炭涂层	至今仍用
C-L 瓣	1986 年	钛合金	热解炭涂层	至今仍用

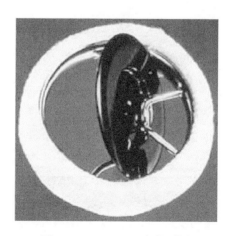

图 1.9　Björk-Shiley 侧倾碟瓣

4. 双叶瓣

双叶瓣是 20 世纪 70 年代后期开发出的新型机械瓣膜，其基本结构是在圆形瓣环内有两个半圆片状瓣叶，每个瓣叶基底两端各有一个轴与瓣环内相应处的槽构成铰链，启闭原理接近自然瓣膜，为中心血流型，明显改善了血流动力学性能及流场，把瓣膜相关并发症降低到一个新的水平，因此双叶瓣成为当前发展的主要方向（表 1.4）。图 1.10 是 St. Jude Medical 双叶瓣。

表 1.4　几种常用的双叶瓣

名称	首次植入时间	材料设计		开放角	使用状况
		瓣架	碟片		
Gott-Daggettt[46]	1963 年	石墨-苯甲烃胺-肝素	Teflon 编制物覆盖硅橡胶	—	弃用
St. Jude Medical[47]	1977 年	全热解炭	含钨石墨基体热解炭涂层	85°	至今仍用
Carbo-Medics[48]	1986 年	全热解炭，瓣环外嵌钛合金钢圈	含钨全热解炭	78°	至今仍用
ATS[49]	1992 年	100% 热解炭环，瓣环外层包一钛合金的钢圈	石墨基体热解炭涂层	85°	至今仍用
GK 双叶瓣	2003 年	全石墨热解炭		85°	至今仍用

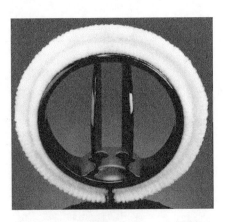

图 1.10　St. Jude Medical 双叶瓣

通过以上机械瓣膜的发展概况，可以总结出各种机械瓣膜的血流动力学特点，如图 1.11 所示[50]。

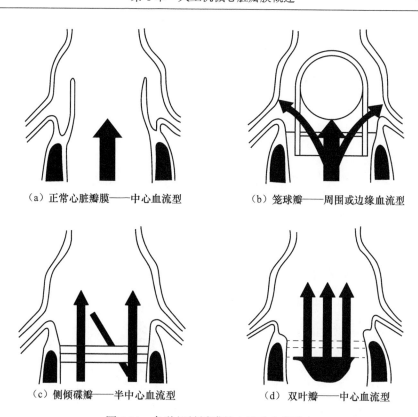

　　（a）正常心脏瓣膜——中心血流型　　　　　　（b）笼球瓣——周围或边缘血流型

　　（c）侧倾碟瓣——半中心血流型　　　　　　　（d）双叶瓣——中心血流型

图 1.11　各种机械瓣膜的血流动力学特点

1.3.4　新型人工机械心脏瓣膜

1. Ti-O/Ti-N 梯度薄膜人工机械心脏瓣膜表面改性

　　为了降低机械瓣膜易形成血栓的问题，20 世纪 80 年代以来，国际上曾采用物理气相沉积、等离子化学气相沉积等方法制备 TiN 薄膜[51]、SiC 薄膜[52]、类金刚石薄膜[53]等，对人工心脏瓣膜进行表面改性，但这些材料的血液相容性均未显著优于公认瓣膜材料热解炭（LTIC）。

　　黄楠等[54]根据材料与血液相互作用导致凝血过程中的电荷转移行为与蛋白质变性的关系，提出一种材料表面改性的新设计思路，研制出血液相容性远优于热解炭的新型 Ti-O 系列梯度薄膜材料：离子束增强沉积合成 Ti-O/Ti-N 梯度薄膜，等离子浸没离子注入合成 Ti-O 薄膜及溅射沉积合成 Ta^{5+} 掺杂 TiO$_2$ 薄膜。从而使人工心脏瓣膜材料表面获得了高度耐磨损、抗腐蚀和抗疲劳性能，实现了对形状复杂的人工心脏瓣膜的均匀表面改性。经一系列动物体内埋植试验表明，在不抗凝条件下，经改性的瓣膜表面基本无血栓形成。

2. 单晶氧化铝陶瓷机械瓣膜

氧化铝陶瓷是一种惰性生物材料，具有良好的生物相容性，且硬度、强度和耐磨性、耐腐蚀性均优于热解炭材料，比金属和合金密度低，但不易加工成复杂形状。

Mitamura 等[55]报道了一种第三代氧化铝陶瓷机械瓣膜，其碟片由表面光滑的单晶氧化铝制成，厚度仅 1mm，并严格控制其纯度、密度和结晶粒度；瓣环由钛钢整体加工而成，表面以离子电镀法涂层氮化钛。此瓣膜开闭速度快，耐久性极好，但仍不能完全避免血栓形成。

3. 聚氨酯机械瓣膜

聚氨酯（PU）的链段聚合物由于材料的高韧性、高强度和特有的抗血栓性能，近年来被广泛应用于心血管系统装置，如人工心脏、血管支架、起搏器绝缘导线以及人工心脏瓣膜等。PU 机械瓣膜的瓣叶由节段性聚氨酯制作而成，一般为三片瓣叶，每个瓣叶都呈倾斜的圆锥形，弹性好，易于弯曲。Butterfield 等[56]曾以同型号侧倾碟瓣（Björk-Shiley Monostrut valve）、猪主动脉瓣（Aor Tech）与 PU 瓣做比较，结果发现 PU 瓣的回流和总能耗均小于前两种瓣，跨瓣压差高于猪瓣却比机械瓣低，血流动力学性能和瓣口有效面积（EOA）均优于其他两种瓣。

用于医用心血管系统材料的聚氨酯多为聚醚氨酯（polyether urethane，PEU），其材料易黏附蛋白而导致血栓形成和细菌感染。因此，人们通常使用聚合物合金，如共价键合肝素[57]；聚碳酸酯聚氨酯（PCU）；接枝磷脂类聚合物，如磷酸胆碱-2-甲基丙烯酰胺酯（PMEH）、PU 链段聚合 3- 二甲基胺-1,2-丙二聚氨酯醇（DMP）、尿素聚醚氨酯（PEUE/PEUU）[58]。从而使聚氨酯蛋白质吸附量大大降低。

然而，并非所有聚氨酯类化合物都有优良的生物相容性，研究时应注意材料的选择。例如，聚酯基聚氨酯在体内易快速降解而失效；聚己酸内酯基聚氨酯易快速结晶，只适用于压敏黏合剂；蓖麻油基聚氨酯虽稳定不易水解，但抗撕裂性能差。

4. PVA 机械瓣膜

Jiang 和 Campbell[59]等设计出一种聚乙烯醇冻融凝胶（PVA cryogel）三

叶瓣膜，并为之设计了两种几何结构：单轴双曲面形（an axis of a hyperboloid shape）和拱状双平面形（an arc subtending joining to two straight lines），以减少瓣叶弯曲对血液中心流向的影响。这种新型人工瓣膜还有待进行进一步测试。

5. 抗感染富银碳质膜的应用

由于人工心脏瓣膜植入后感染的发生率较高，降低瓣膜感染率成为对人工心脏瓣膜的一个基本要求。尽管人工心脏瓣膜植入手术后采取了严格的无菌和灭菌措施，但仍不可能杜绝感染的发生。从技术层面看此进展不大，随着近年来纳米技术的进展，许多纳米抗菌微粒的引入，有力地提高了人工心脏瓣膜的抗感染能力。ATS 已正开发了此类抗感染人工心脏瓣膜[49]。赵杰、顾汉卿等在国家自然科学基金委员会资助下开展抗感染富银碳质膜的研究，取得了可喜的进展。体外灭菌实验证明，这种膜能有效地杀灭金黄色葡萄球菌等多种致病菌，其所具有的高耐磨性和良好的血液相容性可以用于抗菌性感染人工心脏瓣膜的开发。

1.3.5　问题和展望

心脏瓣膜疾病是我国发病率较高的心脏疾病，尽管随着人民生活环境的改善，风湿性心脏病发病率呈下降趋势，老年心脏瓣膜病的发病者却逐年上升，每年我国约有 20 万例瓣膜疾病的患者需要置换瓣膜，目前每年只有近万只人工瓣膜应用于临床。相对于国外对人工心脏瓣膜的应用情况，我国在人工心脏瓣膜的研制和生产水平还有相当大的差距。虽然经过人工心脏瓣膜 60 多年的发展和演变，机械瓣膜以其卓越的耐久性占据市场上的主导地位，但它的抗感染能力和生物相容性仍不理想，易造成血球破坏、栓塞，长期使用抗凝剂又导致出血并发症，使生活烦琐等，均表现了它的不安全性，这是生物医学工程专家研究的重中之重。由于人工心脏瓣膜的研制涉及生物力学、材料学、生物医学工程和临床医学等诸多学科，应加强相关学科的协作，探索新材料，改进机械瓣膜的设计，提高抗凝血性能，最大限度地减少血栓发生率，使之更加符合血流动力学生理要求，早日研制出理想的人工机械心脏瓣膜。

1.4　本 章 小 结

心脏如同一只"血泵"，推动血液在全身循环，心脏瓣膜如同一个"单向阀门"，在心脏中控制血液的流向和流量，人工心脏瓣膜则是人体心脏瓣膜的代用品，供风湿性心脏瓣膜病及先天性心脏瓣膜病患者更换之用，通过手术，可重新恢复患者心脏正常的血液动力功能，挽救其生命。本章首先介绍了人体心脏及其瓣膜的结构和功能，人体心脏瓣膜的病变与修复；其次回顾了人工机械瓣膜和生物瓣膜的发展，并介绍了可经导管植入的人工瓣膜、组织工程瓣膜等新型人工心脏瓣膜的研究进展；最后重点介绍了人工机械心脏瓣膜的国内外发展和应用。

参 考 文 献

［1］　陈留喜，王恒亮. 冠心病防治 356 问. 北京：中国中医药出版社，1998

［2］　凌凤东，林奇，赵根然. 心脏解剖与临床. 北京：北京大学医学出版社，2005

［3］　桥本成闳. 人工心脏瓣膜的磨损. 生物医学工程学杂志，1992, 9(1): 113-116

［4］　程龙献. 心血管病循证治疗学. 武汉：武汉大学出版社，2011

［5］　黄从新，贾汝汉. 内科学. 武汉：武汉大学出版社，2005

［6］　刘昌胜. 生物医学工程. 上海：华东理工大学出版社，2012

［7］　徐志云. 人工心脏瓣膜的进展. 继续医学教育，2006, 20(10): 63-65

［8］　Starr A, Edwards M L. Complete replacement of the mitral valve. Thoracic Surgery, 1960, 40: 1-11

［9］　Carpentier A, Lemanre G, Robert L, et al. Biological factors affecting long-term results of valvular heterografts. Journal of Thoracic & Cardiovascular Surgery, 1969, 58(4): 467-483

［10］　Leo H L, Simon H, Carberry J, et al. A comparison of flow field structures of two tri-leaflet polymeric heart valves. Annals of Biomedical Engineering, 2005, 33(4): 429-443

［11］　David T E, Ivanow J, Armstrong S, et al. Late results of heart valve replacement with the Hancock II bioprosthesis. Journal of Thoracic & Cardiovascular Surgery, 2001, 121(2): 268-278

［12］　Eichinger W B, Botzenhardt F, Gunzinger R, et al. European experience with the Mosaic bioprosthesis. Journal of Thoracic & Cardiovascular Surgery, 2002, 124(2): 333-339

［13］　Borger M A, Carson S M, Ivanov J, et al. Stentless aortic valves are hemodynamically superior to stented valves during mid-term follow-up: A large retrospective study. Annals of Thoracic Surgery, 2005, 80(6): 2180-2185

［14］　Tavakkol Z, Gelehrter S, Goldberg C S, et al. Superior durability of SynerGraft pulmonary allografts compared with standard cryopreserved allografts. Annals of Thoracic Surgery, 2005, 80(5): 1610-1614

［15］　Cribier A, Eltchaninoff H, Bash A, et al. Percutaneous transcatheter implantation of an aortic valve prosthesis for calcific aortic stenosis: First human case description. Circulation, 2002, 106(24): 3006-3008

[16] Cribier A, Eltchaninoff H, Tron C, et al. Early experience with percutaneous transcatheter implantation of heart valve prosthesis for the treatment of end-stage inoperable patients with calcific aortic stenosis. Journal of the American College of Cardiology, 2004, 43(4): 698-703

[17] Khambadkone S, Coats L, Taylor A, et al. Percutaneous pulmonary valve implantation in humans: Results in 59 consecutive patients. Circulation, 2005, 112(8): 1189-1197

[18] Houstrop S P, Kadner A, Meknitchouk S, et al. Tissue engineering of functional trileaflet heart valves from human marrow stromal cells. Circulation, 2002, 106(Suppl I): 143-150

[19] Simon P, Kasimir M T, Seebacher G, et al. Early failure of the tissue engineered porcine heart valve SynerGraft in pediatric patients. European Journal of Cardio-Thoracic Surgery, 2003, 23(6): 1002-1006

[20] Hidebrand D K, Wu Z J. Design and hydrodynamic evaluation of a novel pulsatile bioreactor for biologically active heart valves. Annals of Biomedical Engineering, 2004, 32(8): 1039-1049

[21] Dohmen P M, Lembcke A, Hotz H, et al. Ross operation with a tissue-engineered heart valve. Annals of Thoracic Surgery, 2002, 74(5): 1438-1442

[22] Naito Y, Imai Y, Shin'oka T, et al. Successful clinical application of tissue-engineering graft for extracardiac Fontan operation. Journal of Thoracic & Cardiovascular Surgery, 2003, 125: 419-420

[23] 仲京, 刘旸, 解士胜, 等. 人工机械心脏瓣膜的发展与展望. 透析与人工器官, 2006, 17(1): 22-26

[24] Hufnagel C A, et al. Aortic plastic valvular prosthesis. Bulletin Georgetown University Medical Center, 1951, 5: 128-130

[25] Harken D E, Soroff H S, Taylor W J, et al. Partial and complete prostheses in aortic insufficiency. Journal of Thoracic & Cardiovascular Surgery, 1960, 40: 744-762

[26] Starr A, Edwards M L. Mitral replacement. Clinical experience with a dall-valve prothesis. Annals of Surgery, 1961, 154: 726-740

[27] 张宝仁, 朱家麟. 人造心脏瓣膜与瓣膜置换术. 北京: 人民卫生出版社, 1999

[28] 樊庆福. 人工心脏瓣膜. 上海生物医学杂志, 2004, 25(4): 47-51

[29] 田子朴, 罗传兴, 黄旭中, 等. 双叶机械瓣的研制和临床应用初步报告. 中华胸心血管外科杂志, 1992, 1: 1-2

[30] Roberts W C. Choosing a substitute cardiac valve: Type, size, surgeon. American Journal of Cardiology, 1976, 38(5): 633-644

[31] McClung J A, Stein J H, Ambrose J A, et al. Prosthetic heart valve: A review. Progress in Cardiovascular Diseases, 1983, 26(3): 237-307

[32] 国家技术监督局. 人工心脏瓣膜通用技术条件. GB 12279—1990. 北京: 中国标准出版社, 1990

[33] 杨子彬. 人工心脏瓣膜研究的进展. 现代临床医学生物工程学杂志, 1995, 1(1): 7-10

[34] Magovern G J, Lieber G A, Park S B, et al. Twenty-five-year review of the Magovern-Cromie sutureless aortic valve. Annals of Thoracic Surgery, 1989, 48(3): S33-S34

[35] Smeloff E A, et al. Comparative study of heart valve design in the 1960. Annals of Thoracic Surgery, 1989, 48(3): S31-S32

[36] Braunwald N S, Tatooles C, Turina M, et al. New development in the design of fabric covered prosthetic heart valves. Journal of Thoracic & Cardiovascular Surgery, 1971, 62: 673-682

[37] Braunwald N S. It will work: The first successful mitral valve replacement. Annals of Thoracic Surgery, 1989, 48(3): S1-S3

[38] Kay J H, Tsuji H K, Redington J V, et al. Experiences with the Kay-Shiley disc valve// Brewer L A. Prosthetic Heart Valves. Springfield: Charles C. Thomas Publisher, 1969: 609-620

[39] Beall A C, Morris G C, Howell J F, et al. Clinical experience with an improved mitral valve prosthesis. Annals of Thoracic Surgery, 1973, 15(6): 601-605

[40] Lefrak E A, Starr A, et al. Cooley-Cutter valve//Lefrak E A. Cardiac Valve Prostheses. New York: Appleton-Century-Crofts, 1979: 205-214

[41] Björk V O, et al. Aortic valve replacement with the Björk-Shiley tilting disc valve prosthesis. British Heart Journal, 1971, 33: 42-46

[42] Lindblum D, Rodriguez L, Björk V O, et al. Mechanical failure of the Björk-Shiley valve: Updated follow-up and considerations on prophylactic replacement. Journal of Thoracic & Cardiovascular Surgery, 1989, 97(1): 95-97

[43] Lefrak E A, Starr A, et al. Lillehei-Kaster valve//Lefrak E A. Cardiac Valve Prostheses. New York: Appleton-Century-Crofts, 1979: 248-279

[44] Di Summa M, Poletti G, Breno L, et al. Long-term outcome after valve replacement with the omnicarbon prosthesis. Journal of Heart Valve Disease, 2002, 11(4): 517-523

[45] Butchart E, et al. Twenty-years experience with the Medtronic-Hall valve. Journal of Thoracic & Cardiovascular Surgery, 2001, 121(6): 1090-1100

[46] Gott V L, Whiffen J D, Dutton R C, et al. Heparin bonding on colloidal graphite surfaces. Science, 1963, 142(3597): 1297-1298

[47] Chaux A, et al. The St. Jude Medical bileaflet valve prostheses. Journal of Thoracic & Cardiovascular Surgery, 1984, 88: 76

[48] Gillinov A M, Blackstone E H, Alster M S, et al. The CarboMedics top hat supra annular aortic valve: A multicenter study. Annals of Thoracic Surgery, 2003, 72(4): 1175-1180

[49] Kelly S G, et al. A three-dimensional analysis of flow in the pivot regions of the ATS bileaflet valve. International Journal of Artificial Organs, 1999, 22(11): 754-763

[50] 王幼复, 三田村好矩. 医学人工心脏瓣膜（阀）发展简史. 第二届中日机械技术史国际学术会议论文集, 南京, 2000: 11

[51] Mitamura Y, Wang Y F. Fracture toughness of single crystal alumina in air and a simulated body environment. Journal of Biomedical Materials Research, 1994, 28(7): 813-817

[52] Bolz A, Schaldach M. Artificial heart valves: Improved blood compatibility by PECVD a-SiC:H coating. Artificial Organs, 1990, 14(4): 260-269

[53] Dion I, Roques X, Baquey C, et al. Hemocompatibility of diamond-like carbon coating. Bio-Medical Materials and Engineering, 1993, 3(1): 51-55

[54] 黄楠, 杨萍, 奚廷斐, 等. 机械人工心脏瓣膜材料表面改性研究进展. 中国科学基金, 1999: 331-334

[55] Mitamura Y, Hosooka K, Matsomoto T, et al. Development of a fine ceramic heart valves. Journal of Biomaterials Applications, 1989, 4(1): 33-55

[56] Butterfield M, Wheatler D J, Willams D F, et al. A new design for polyurethane heart valves. Journal of heart Valve Disease, 2001, 10(10): 105-110

[57] 罗祥林, 段友容, 凌鸿. 聚醚氨酯共价键合肝素的研究. 生物医学工程学杂志, 2000, 1(17): 16-19

[58] Wisman C B, Pierce W S, Donachy J H, et al. A polyurethane trileaflet cardiac valve prosthesis: In vitro and in vivo studies. Transactions-American Society for Artificial Internal Organs, 1982, 28: 164-168

[59] Jiang H, Campbell G, Boughner D, et al. Design and manufacture of a polyvinyl alcohol (PVA) cryogel tri-leaflet heart valve prosthesis. Medical Engineering & Physics, 2004, 26(4): 269-277

第 2 章　人工机械心脏瓣膜材料及热解炭

2.1　人工心脏瓣膜材料的要求

　　人工心脏瓣膜植入人体后，将取代天然的心脏瓣膜，长期存在于人体中，要想保证患者健康，必须要确保人工心脏瓣膜在体内长期发挥天然心脏瓣膜的生理功能，并不给人的机体和生理机能带来副作用。因此，对人工心脏瓣膜的材料有非常高的要求。一般来讲，人工心脏瓣膜材料必须具有优良的耐久性和生物相容性，其中耐久性包括耐磨、耐腐蚀和抗疲劳等特性，生物相容性包括血液相容性和组织相容性等[1]。

　　人工心脏瓣膜植入人体后，随心脏的搏动要不停地开启和关闭，按人工心脏瓣膜设计寿命 20 年计算，大约需要启闭 10^9 次，同时人工心脏瓣膜还长期经受血流的冲刷，人工心脏瓣膜由瓣架和瓣叶两部分组成，随着心脏瓣膜的启闭，瓣架与瓣叶的连接部分会长期形成摩擦。因此，人工心脏瓣膜材料必须要有足够的强度，并具有良好的耐磨损、抗冲击和抗疲劳的特性，否则人工心脏瓣膜将会在摩擦和冲击作用下因磨损或疲劳断裂而失效。

　　人工心脏瓣膜植入人体后，将会与腐蚀性的血液长期接触，因此要求人工心脏瓣膜材料具有良好的耐腐蚀性，否则将会因材料的腐蚀而导致心脏瓣膜失效，同时腐蚀的产物也可能会产生对人体有害的物质，危害患者的生命。

　　人工心脏瓣膜植入人体后，将会长期与人体组织和血液接触，所以对人工心脏瓣膜材料的组织相容性和血液相容性有很高的要求。组织相容性是指材料在植入人体后，不引起周围组织发炎、感染和癌变，不释放有毒物质的性质；血液相容性是指材料植入人体后，不引起血液凝聚，不破坏血液成分，也不引起血液生理环境性质的改变，即不引起凝血、溶血、血小板消耗和血小板变性，以及血液中多种蛋白质的性质和构形的改变等。

　　由此可见，人工心脏瓣膜对其制造材料有严格的要求，心脏瓣膜材料的选择和制备对人工心脏瓣膜工作的生物安全性、可靠性和耐久性起着至关重要的作用。

2.2　人工机械心脏瓣膜材料发展趋势

人工机械心脏瓣膜材料经过几十年的不断研究与开发得到了极大的发展，材料的综合性能不断提高，并处于日趋完善之中。表 2.1 列出了人工机械心脏瓣膜常用材料。

表 2.1　人工机械心脏瓣膜常用材料[2]

人工机械心脏瓣膜组成部件	制作材料	应用实例
阀体	热解炭、硅橡胶、不锈钢、高分子材料（如聚氨酯）等	St. Jude 双叶瓣、Starr-Edwards 笼球瓣、Björk-Shiley 侧倾碟瓣、Kay-Shiley 瓣等
瓣架	钛合金、不锈钢、热解炭、其他合金（如钨铬钴合金）等	Smeloff-Sutter 瓣、Björk-Shiley 系列瓣、St. Jude 双叶瓣等
缝合环	聚四氟乙烯（Teflon）、Dacron 等	Starr-Edwards 系列瓣、Beale 系列瓣等

20 世纪 60 年代初，最先出现的人工机械心脏瓣膜主要采用硅橡胶作为构成材料，随后又采用聚四氟乙烯和缩醛树脂等材料制作笼球瓣，这是第一代的机械瓣膜。由于这些瓣膜材料均存在血液相容性差、耐久性差和易老化、易磨损并会发生变异等缺陷，其可变形性和强度也远不及天然心脏瓣膜材料而被逐渐淘汰。后来采用硫化、氟化处理的方法对硅橡胶进行改性，抗凝血性能得到较大改善，但耐磨性依然很差，使用中磨损十分明显。为了克服笼球瓣中硅橡胶球的变异，1967 年 Leonard 等采用空心的 Stellite 合金球，并用布包覆瓣架，以增加血液相容性，但由于金属球与布的摩擦，造成布的破裂，导致强溶血和心脏瓣膜机能不全。随后又将与球接触部分裸露，结果因噪声增大，瓣膜机能变差而告失败。也有人探索采用 Ti6Al4V 钛合金、不锈钢、CoCrMo 合金等外科常用材料制作机械瓣膜，以期提高瓣膜的性能，但植入人体后，存在血液相容性较差或发生腐蚀等问题，其性能远不尽如人意。这类心脏瓣膜属于第二代机械瓣。60 年代后期，随着对低温各向同性热解炭的深入研究，其优越的耐久性和血液相容性逐渐被人们所认知，很快被应用于人工机械心脏瓣膜，并为机械瓣膜的前景带来了光明。1972 年开发出了低温各向同性炭球和钛合金笼架组成的 Debakey-Surgitool 瓣，其良好的抗血栓性能得到了临床医学界的广泛认可。但由于笼球瓣在瓣膜关闭性、跨瓣压差、血液回流量等血流动力学方面的固有缺陷，Debakey-Surgitool 瓣的应用受到限制。

低温各向同性热解炭除具有优异的血液相容性，还具有弹性模量低、强度高、耐磨损、抗疲劳等一系列的优异性能。因此，低温各向同性热解炭被广泛应用于人工心脏瓣膜的制作。以金属为瓣架、低温各向同性热解炭涂层材料为碟瓣的 Björk-Shiley 钩碟瓣为第三代机械瓣膜的代表。应用最多的人工机械瓣膜，如 Björk-Shiley 瓣、Lillehei-Kaster 瓣、Hall-Kaster 瓣均不同程度地采用了低温各向同性的热解炭。特别是后来推出的结构更接近天然心脏瓣膜的全炭型双叶瓣——St. Jude Medical 瓣，标志着第四代机械瓣膜的诞生，由于其血流动力学特性、血液相容性及瓣膜机能明显优于以前的机械瓣膜而受到医学界的广泛关注。低温各向同性热解炭的出现，改变了人们对生物瓣和机械瓣两类心脏瓣膜的传统看法，生物瓣最初被认定的优越性逐渐下降，而对机械瓣的评价越来越高，临床应用迅速增加。

2.3 热 解 炭

热解炭是目前机械心脏瓣膜的理想材料，然而要想制造出性能优良的机械瓣，就必须要对热解炭的结构及性能有清晰的认识，又由于热解炭为碳族元素中的过渡态碳，所以对其认识应从碳族材料开始。

2.3.1 炭材料及其分类

碳元素在地壳中的含量约为 0.032%，在元素周期表中居第六位，在太阳系中含量排第四，位于氢、氦和氧之后。在地球上，含碳的化合物总数超过 300 万种，远远大于元素周期表中其他所有元素化合物的总和。碳元素所形成的物质不仅种类较多，而且结构也较复杂。

炭素材料是与能源和生命关系密切的物质，在原子能反应堆中用处较大。例如，高密度各向同性好的人造石墨可用作减速材料、结构材料和反射材料，有些人造石墨可用作屏蔽材料，也有些炭素材料可用作绝热材料。高温特性好、耐腐蚀和无渗透性的致密石墨是核燃料的组成部分。石墨、炭纤维、石墨层间化合物和活性炭可以作为生产洁净能源的催化剂或载体。由于炭素材料对人体没有毒害，在人体内不起反应，国内外的医学界正在把它研制成生理材料使用。例如，将玻璃炭用作假牙，并将炭素材料用作人造骨、人造关节和人工心脏瓣膜以及人工肾脏等[3]。

按照结构大致可将碳族材料分为三类：晶形碳、无定形碳、过渡态碳，图 2.1 是碳族材料分类的示意图。

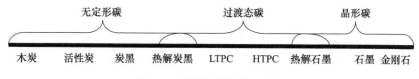

图 2.1　碳族材料分类示意图

LTPC 为低温热解炭；HTPC 为高温热解炭

1. 晶形碳

碳元素是一种很常见的非金属元素，位于元素周期表中第 6 号、第二周期 IVA 族，原子量为 12.001，原子核外共有 6 个电子，其核外电子分布如图 2.2（a）所示。

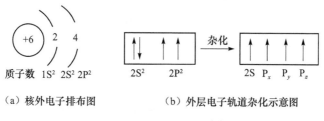

（a）核外电子排布图　　　　　（b）外层电子轨道杂化示意图

图 2.2　碳原子轨道图[4]

碳原子一般是 4 价的，这就需要 4 个单电子，但其基态只有 2 个单电子，所以成键时总是要进行杂化[5]。杂化即原子轨道杂化，其理论是原子在形成分子时，为了增强成键能力，同一原子中能量相近的不同类型的原子轨道重新组合，形成能量、形状和方向与原轨道不同的新的原子轨道，这种原子轨道重新组合的过程称为原子轨道杂化，所形成的新的原子轨道就称为杂化轨道。在碳原子中，根据量子力学原理，碳在基态的电子层分布为 $1S^2 2S^2 2P_x 2P_y$；当碳原子结合时，2S 轨道上的 1 个电子受激发而跃迁到 2P 轨道，所以碳在激发态的电子层分布为 $1S^2 2S2P_x 2P_y 2P_z$，如图 2.2（b）所示。4 个价电子 2S、$2P_x$、$2P_y$、$2P_z$ 并不是各自单独成键而是相互杂化后形成具有成键能力的杂化轨道。参与杂化的 2P 电子个数不同，所形成的杂化轨道不同，有 SP^3、SP^2 和 SP 三种。不同杂化轨道在成键时形成不同的键型（图 2.3），成键后形成不同结构[6]。

（1）SP^3 杂化和金刚石结构的形成。SP^3 杂化是 2S、$2P_x$、$2P_y$、$2P_z$ 4 个电子全部相互杂化，形成 4 个等价（S/4+3P/4）的杂化轨道，分别指向正四面体的 4 个角（图 2.3（a）），交角 109°28′。这种碳原子彼此以共价键（σ

键）结合起来（图2.3（d））形成金刚石结构。

　　金刚石晶体属于立方晶系，晶胞边长3.5667Å；C—C键的键长是立方晶胞对角线的1/4，即1.5445Å；共价半径为0.7723Å；说明碳原子之间是以4个极强的共价键相互结合的。同时，金刚石又是面心立方晶体（图2.4），晶面上的碳原子密度最高。金刚石的上述结构特征决定了它具有下列特征：①密度最大，达到3.52g/cm³；②硬度最高，达到莫氏硬度10；③电绝缘体及热不良导体。

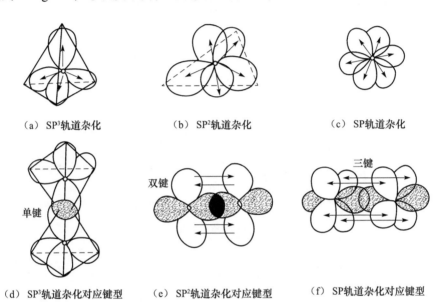

（a）SP³轨道杂化　　　　　　（b）SP²轨道杂化　　　　　　（c）SP轨道杂化

（d）SP³轨道杂化对应键型　　（e）SP²轨道杂化对应键型　　（f）SP轨道杂化对应键型

图2.3　碳的三种杂化轨道和三种键型

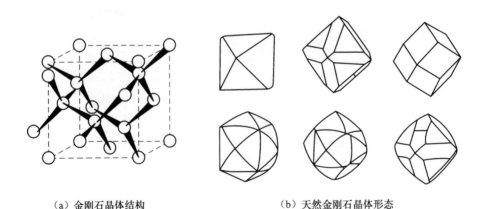

（a）金刚石晶体结构　　　　　　　　　（b）天然金刚石晶体形态

图2.4　金刚石晶体结构与天然金刚石晶体形态[6]

（2）SP^{2}杂化和石墨结构的形成。SP^{2}杂化是 1 个 2S 电子和 2 个 2P 电子相互杂化形成 3 个等价（S/3+2P/3）的杂化轨道，位于同一平面上，交角 120°，剩下 1 个未参加杂化的 2P 电子垂直于平面（图 2.3（b））。大量具有 SP^{2}杂化轨道的碳原子相互结合时，各自的 SP^{2}杂化轨道相互结合形成 σ 键，而未参与杂化的 2P 电子之间形成 π 键，由此形成六角平面网状结构，如图 2.5 所示。在平面网层内，2P 电子构成的 π 键相互平行而且一个接一个彼此重叠形成大 π 体系，π 电子可以比较自由地在平面网层内做平行于层面的运动，由此产生的范德华力使平面网层之间结合起来，形成石墨结构。其特征是：六角平面网层内碳原子间以共价键（σ 键）和金属键（大 π 键）双重结合；六角平面网层间以分子间力结合。石墨的上述结构特征决定了它具有下列特征：①共价键叠加金属键使六角平面网层内 C—C 键的键长仅 1.42Å，比金刚石晶体内 C—C 键的键长还要短，因此石墨具有不熔融性和很高的化学稳定性，平行于六角平面网层方向的抗拉强度极高；②π 电子可在六角平面网层内比较自由地运动使石墨成为导电性很好的导体，使石墨能吸收可见光而呈黑色；③六角平面网层之间的结合很弱使石墨具有解理性和自润滑性，并且容易生成层间化合物；④平面网层内部和平面网层之间的结合不同使石墨的各种性质具有各向异性。

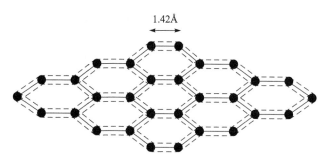

图 2.5　六角平面网状结构示意图

（3）SP 杂化和炔炭结构的形成。SP 杂化是 1 个 2S 电子和 1 个 2P 电子相互杂化形成 2 个等价（S/2+P/2）的杂化轨道，方向相反，交角 180°，剩下 2 个 2P 电子（图 2.3（c））。具有 SP 杂化轨道的碳原子结合时，以 SP 杂化轨道形成 1 个 σ 键同时以 2 个未参与杂化的 2P 电子构成 2 个 π 键，生成线性聚合物链，因其结构单元与炔烃相对应，称为炔炭结构。

2. 无定形碳

无定形碳是由石墨层形结构的分子碎片相互大致平行地无序堆积，间或有碳按四面体成键方式互相键连，而形成无序结构。在无定形碳中，以四面体成键的碳有多有少，若这种成键方式较多，则形成的无定形碳比较坚硬[7]，如焦炭、玻璃态炭等。无定形碳的颗粒有大有小，有的形成分散度很大的颗粒，颗粒直径只有几纳米到几十纳米。无定形碳中具有石墨层形分子结构的有序范围有大有小，通常只有几十个周期。无定形碳的存在形式有很多，焦炭、木炭、炭黑和玻璃态炭等是无定形碳的主要存在形式。

无定形碳不论其来源如何，其中都包含由不完整的石墨层形分子堆积而成的结构。和石墨相比，相邻的层间位置并无特定周期性联系，可以通过垂直于层形分子平面的转动或平移而产生无规的结构。这种无规结构使层间距离较石墨晶体中稍大，前者平均为340pm，而后者则为335pm。无定形碳的无序结构反映在 X 射线衍射图上，出现石墨结构中 00l 型的衍射峰以及 $hk0$ 型的衍射峰，而不出现 hkl 型的衍射峰。若无定形碳中结晶度较好，则衍射峰尖锐，并可出现 hkl 型的衍射峰，而 00l 型的衍射峰的极大值移向较高的角度。

3. 过渡态碳

在无定形碳和晶形碳之间存在大量过渡性质的碳，它们兼有无定形碳与晶形碳的某些特性，是由无定形碳向晶形碳过渡的中间产物，因此这类碳被称为过渡态碳。这类碳的结构类似于乱层石墨结构[8]。

碳的乱层结构与石墨晶体有相似之处，也有不同之处[9]。相似之处在于两者的层平面都是六元芳环组成，相异之处在于前者的层与层之间碳原子没有规则的固定位置，缺乏三维有序，且层间距比石墨晶体（d_{002}=3.354Å）大，多在 3.360～3.440Å 内。它的层面堆叠（即微晶）的平均厚度（L_c）和平面的平均宽度（L_a）更小，如图 2.6 所示。

热解炭属于过渡态碳，同时兼有无定形碳和石墨的某些特点，使其具有很多独特的性质而被用于许多领域。热解炭的高硬度和高强度特性是由于结构层面内碳原子的结合方式类似于石墨中的碳原子，且层面又多为不规则的曲面。正是由于这种不规则的曲面，碳原子的层面与层面之间形成互嵌结构，而这种互嵌结构使得层间碳原子之间不仅仅存在分子间的范德华力，有的达到了共价键量级，导致层面间的结合更牢固，不易滑动[8]。

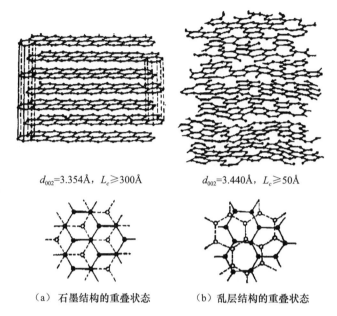

$d_{002}=3.354\text{Å}$，$L_c\geqslant300\text{Å}$　　　　　$d_{002}=3.440\text{Å}$，$L_c\geqslant50\text{Å}$

（a）石墨结构的重叠状态　　　　　（b）乱层结构的重叠状态

图 2.6　理想石墨的有序结构模型与多晶石墨的乱层结构[6]

2.3.2　热解炭的用途

热解炭是一种具有特殊结构和性能的气相沉积炭。尽管早在 100 多年以前，人们就已经发现碳氢化合物在足够高的温度下可以热解游离出碳，但生产技术的工业化在 20 世纪 50 年代末期才逐渐发展起来。由于热解炭的生成过程较为复杂，适当调整工艺参数可以获得变化幅度很大的各种不同的性能，所以成为一种引人注目的新型炭材料[10]。

1. 热解炭在核领域的应用

核裂变反应释放出巨大的能量，同时产生放射性极强的裂变产物。和平利用原子能的基本任务是：最有效地利用核裂变释放出来的能量；最大限度地约束燃料和放射性裂变产物，以保证工作人员和环境安全。这一任务通常由燃料元件的金属包壳来完成，但受金属材料熔点的限制，反应堆冷却剂的出口温度不超过 560℃，因而核裂变能的利用率和应用领域受到了极大的限制。随着先进气冷堆的成功运行和科学技术的进步，20 世纪 50 年代末，以全陶瓷燃料元件为基础的 HTR（高温气冷堆）概念被重新提上日程，当时燃料元件的设计方案是用不渗石墨管来代替金属包壳，但制造不渗石墨管的技术困难、成本高、可靠性低，大大地增加了反应堆的造价和维修设备的难度。为了克服这一困难，人们试图把核燃料制成小颗粒，再用陶瓷材料把它包裹起来，以约束放射性裂变产物。已研究的陶瓷包裹材料有 MgO、Al_2O_3、BeO、ZrO_2、SiC、ZrC 和热解炭等。由于燃料颗粒的肿胀、燃料与包裹材料的温度和辐射行为不一致性，直接在燃料颗粒上包裹致密的陶瓷层以约束放射性裂变产物的尝试都以失败告终。人们开始利用炭素材料结构和性能的可裁制性，先把燃料颗粒表面包裹一层疏松的热解炭层，然后包裹上致密的热解炭或其他陶瓷材料制成 CP（包覆燃料颗粒），这个问题才最终得以解决。热解炭造就了新一代反应堆堆型——HTR，它的冷却剂出口温度可以达 950℃以上[11]。

　　热解炭材料被制成高温气冷反应堆中的 TRISO（tri-structural isotropic）包覆核燃料颗粒的涂层[12]。TRISO 包覆燃料颗粒一般是由二氧化铀燃料核芯、疏松热解炭层（Buffer）、内致密热解炭层（IPyC）、碳化硅层（SiC）和外致密热解炭层（OPyC）组成。其中 Buffer、IPyC 和 OPyC 都是各向同性热解炭材料，疏松热解炭层密度较低，主要功能是容纳裂变气体产物及伴随化学反应产生的气体产物，为燃料核芯提供辐照肿胀空间；内致密热解炭层的主要功能是气体密封及阻止腐蚀性气体向内层渗透，阻止金属裂变产物的扩散，缓解碳化硅层受力；碳化硅层是主要的压力保持层和金属裂变产物阻挡层；外致密热解炭层的主要功能是阻挡裂变产物，缓解碳化硅层受力，为包覆燃料颗粒与基体提供键合界面[13]。图 2.7 是一个 TRISO 包覆颗粒的横截面示意图[14]。

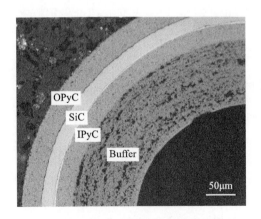

图 2.7　TRISO 包覆颗粒的横截面图

2. 热解炭在航空航天领域的应用

通过化学气相渗透（CVI）工艺可以制备出含热解炭的 C/C 复合材料。

C/C复合材料具有密度低、模量高、比强度高、热膨胀系数低、耐高温、耐热冲击、耐腐蚀、吸振性好和摩擦性能好等一系列优点，尤其是其优异的抗烧蚀性能、摩擦性能和高温性能，使其在航天、航空及军工等高科技工业方面受到了极大的关注，并得到迅速发展和应用，特别是在航天工业中得到了成功应用，如火箭发动机尾喷管、喉衬，航天飞机的机翼前缘等；在航空领域的应用，最成功的范例当数 C/C 复合材料刹车盘的应用，如图 2.8 所示[15]。

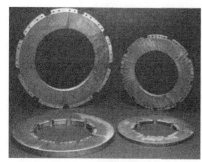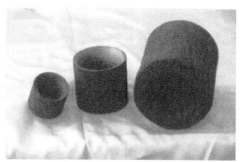

　　　（a）航空刹车盘　　　　　　　　　（b）火箭发动机尾喷管喉衬

图 2.8　热解炭在航空航天领域的应用[16]

3. 热解炭在生物领域的应用

　　利用热解炭的化学惰性和对血液不起任何化学反应以及不会使血液凝固的特性，可制成热解炭沉积人造心脏瓣膜（图 2.9（a）），用于患有主动脉瓣、二尖瓣动脉瓣、风湿性心脏瓣膜的患者作临床更换手术。当遭受到粉碎

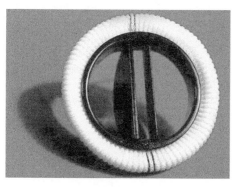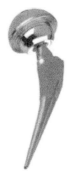

　　　（a）全炭质人工心脏瓣膜　　　　　（b）人工关节

图 2.9　热解炭在生物领域的应用

性骨折或骨骼坏死的肢体要恢复生理功能，需要用某些材料去替换，可以用涂有热解炭的高强石墨作为人造关节及人造骨（图 2.9（b）），而且已进行临床使用，取得了良好的效果。临床使用情况说明，热解炭有很好的生物适应性，对肌体及血液无任何反应，没有生物毒性，而且从机械强度、弹性模量或耐磨性等方面看，都是很理想的材料[17]。

2.3.3　热解炭的制备

热解炭材料的制备方法主要包括两种，即化学气相沉积（chemical vapor deposition，CVD）和化学气相渗透（chemical vapor infiltration，CVI）。CVD 是利用气态物质在一定的温度、压力下于固体表面进行反应，生成固态沉积物的过程。它包括[18]：①气态反应物输送到基体；②反应物在基体表面被吸附；③被吸附的物质在基体表面进行化学反应，并在基体表面进行扩散；④反应后的气态物质从基体表面脱附；⑤从基体表面离开并被排除。CVI 是在多孔体内表面进行的化学气相沉积，典型的 CVI 过程中的传质和化学反应主要包括以下过程[19]：①碳源气体通过扩散或由压力差产生的定向流动输送到预成形体周围；②碳源气体通过预成形体的孔隙向其内部渗透；③气态先驱体被吸附于预成形体孔隙内；④气态先驱体在孔隙内发生化学反应，所生成的固体产物（成晶粒子）沉积于孔隙壁上，成晶粒子经表面扩散排入晶格点阵，使孔隙壁的表面逐渐增厚，同时产生气态的副产物；⑤气态副产物从孔隙壁解吸，并扩散于载气中，随载气从系统排出。

本书所研究的热解炭材料是采用 CVD 法制备的，具体方法和设备将会在第 3 章进行介绍。CVD 法制备热解炭材料时，沉积温度可在很大的范围内变化（800～2000℃），所选用的碳源气体通常是甲烷，也可采用丙烷、乙烷、乙烯、丙烯、乙炔、苯、甲苯等碳氢化合物气体。沉积基体可以是无孔基体的石墨、氮化硼或氧化锆，也可以采用毡制品和各种各样的预制体等多孔基体。为了控制制备各种性能的热解炭材料，人们采取了多种多样的制备方法[20]。

下面只针对各种 CVD 法进行归纳如下。

（1）按反应空间的热分布有热壁式、冷壁式和温壁式。

（2）按加热方式有感应加热、电阻加热、微波加热、激光 CVD、等离子 CVD 和自热式 CVD 法等。

（3）按工作方式有连续式和间歇式。

（4）按反应空间的压力有常压法和负压法。

（5）按基体在反应空间的状态有固定床、流化床和转动床。

（6）按原料气流方向有单向沉积和变向沉积。

2.3.4　热解炭的分类

在碳族材料过渡区间内的热解炭，其结构特征随着源材料和沉积工艺的不同而不同，且差别很大。按照热解温度和微观结构对热解炭进行如下分类。

1. 按沉积温度分类

热解炭是介于无定形碳和晶形碳之间的一种过渡态碳，当碳源的热解沉积温度高于 1500℃时，碳层平面的沉积出现择优取向的趋势，各向异性度增加，石墨化度也增加；而当碳源的热解沉积温度低于 1500℃时，热解炭更趋向于生成碳层平面扭曲、晶粒无规则堆积的各向同性结构。因此，按热解沉积温度分类，由气体流化床化学气相沉积方法得到的热解炭有两种类型：一种是在高于 1500℃时沉积的，称为高温热解炭；另一种是在低于 1500℃时沉积的，称为低温热解炭。热解沉积温度较低时，沉积速率较慢，沉积生成的涂层密度也较低，呈各向同性；热解沉积温度较高时，沉积速率较快，沉积生成的涂层密度也较高，其结构各向异性度也较高；当热解沉积温度继续升高至 3000℃以上时，沉积生成的涂层材料称为热解石墨，已经近似于单晶结构[8]。

2. 按微观结构分类

1）偏光显微镜下的分类

最初，Gray 和 Cathcart 等采用正交偏光显微镜（PLM）对热解炭材料进行定性研究，把不同的热解炭材料进行划分为三类微结构：

（1）各向同性（无任何生长特征和光学反射系数，isotropic）；

（2）层状（laminar）；

（3）柱状（columnar）或粒状（granular）。

后来，Bokros[21]将流化床化学气相沉积中形成的粒状和柱状结构热解炭定义为：微结构中可见到具有明显颗粒的沉积物，当颗粒较小并且几乎随机取向时，称为"粒状热解炭"；当颗粒较大并且随生长方向取向更好时，称为"柱状热解炭"。图 2.10 是采用流化床化学气相沉积工艺制备的热解炭材料的十字偏光显微镜照片。

1971 年，Diefendorf 和 Tokarsky 基于沉积炭层在偏光显微镜下具有不同的旋光性，开始使用消光角（Ae）定量区分化学气相渗透制备的 C/C 复合

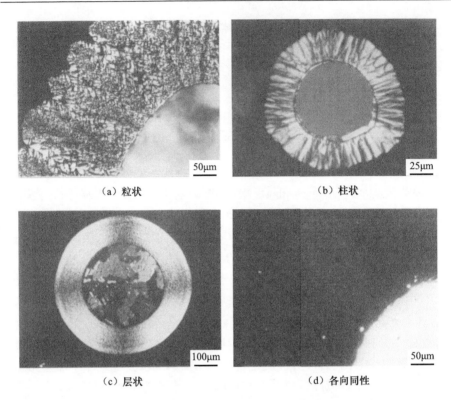

（a）粒状　　　　　　　　　　　　　　（b）柱状

（c）层状　　　　　　　　　　　　　　（d）各向同性

图 2.10　流化床化学气相沉积热解炭的十字偏光显微镜照片

材料种类，具有重要意义。采用消光角来定量地表征各种热解炭的微结构，通常随着光学反射和择优取向增加，所观察到的微结构定义为：光学各向同性热解炭（isotropic, ISO, Ae < 4°）、光学暗淡层状热解炭层（dark laminar, DL, 4° ≤ Ae < 12°）、光学光滑层状热解炭（smooth laminar, SL, 12° ≤ Ae < 18°）和光学粗糙层状热解炭（rough laminar, RL, Ae ≥ 18°），DL 是介于 ISO 和 SL 之间的微结构。图 2.11 是化学气相渗透法制备的各种织构热解炭的偏光显微镜照片。

　　2）透射电镜下的分类

　　通过透射电子显微镜（transmission electron microscope, TEM）即透射电镜，结合选区电子衍射可以测量得到热解炭材料的取向角（orientation angle, OA），可定量表征热解炭的织构。取向角理论上的变化范围为 0～180°，Reznik 等[22]用取向角成功地把热解炭分为四类，即各向同性、低织构、中织构和高织构。热解炭微晶择优取向度（织构）和选区电子衍射（SAED）

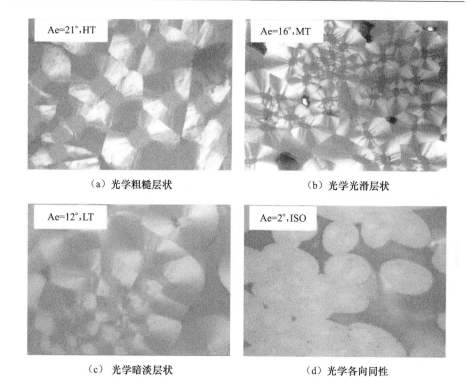

（a）光学粗糙层状　　　　　　　　　　　　（b）光学光滑层状

（c）光学暗淡层状　　　　　　　　　　　　（d）光学各向同性

图 2.11　化学气相渗透制备的热解炭材料偏光显微镜照片

图谱测得的取向角之间的对应关系如图 2.12 所示。

（1）高织构（high textured, HT）热解炭：OA ≤ 50°。

（2）中织构（medium textured, MT）热解炭：50° ≤ OA ≤ 80°。

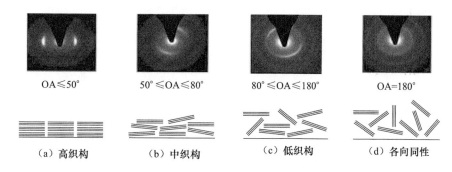

图 2.12　炭微晶择优取向度（织构）和选区电子衍射（SAED）图谱
测得的取向角之间的对应关系

（3）低织构（low textured, LT）热解炭：$80° \leqslant OA \leqslant 180°$。

（4）各向同性（isotropic, ISO）热解炭：$OA=180°$。

3）扫描电镜下的分类

扫描电子显微镜（SEM）是利用电子束照射材料表面时产生的二次电子成像原理来研究材料的表面特征。与偏光显微镜相比，扫描电子显微镜具有较高的分辨率、较高的放大倍数和景深，能将试样表面起伏的立体形貌精确地复制出来，一般用作材料断口形貌的观察和分析，定性划分热解炭的结构。图2.13是化学气相渗透制备C/C复合材料的表面扫描电子显微镜形貌图。

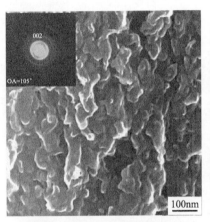
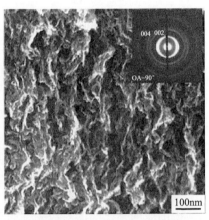

（a）各向同性层，低织构，$OA=105°$　　　（b）光学暗淡层，低织构，$OA=90°$

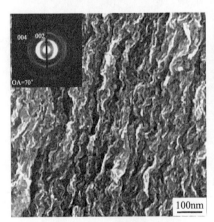
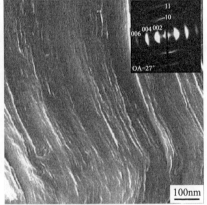

（c）光学光滑层，中织构，$OA=70°$　　　（d）光学粗糙层，高织构，$OA=27°$

图2.13　化学气相渗透制备C/C复合材料的扫描电镜照片

（1）各向同性热解炭：在扫描电子显微镜下呈现出颗粒状断口形貌，存在数量少但尺寸较大的孔隙，微观结构没有明显取向性，属于低织构，取向角 OA=105°。

（2）光学暗淡层热解炭：断口粗糙，片层高度弯曲但有一定取向性，片层之间存在数量多而尺寸小的狭长孔隙，属于低织构，取向角 OA=90°。

（3）光学光滑层热解炭：断口较平整，片层弯曲，取向明显，片层之间仍然存在较多而尺寸小的狭长孔隙，属于中织构，取向角 OA=70°。

（4）光学粗糙层热解炭：呈现蚌壳状平滑断口，片层平直并且高度取向，片层之间存在数量非常少的细小裂纹，属于高织构，取向角 OA=27°。

因此，不同织构热解炭的断口形貌与其偏光显微镜下的光学形貌相比是相反的。光学粗糙层状热解炭的断口非常光滑，而光学光滑层状热解炭的断口十分粗糙[23]。

综上所述，热解炭的具体分类可总结如表 2.2 所示。

表 2.2　热解炭微观结构特征及其表征方法[24]

方法	RL	SL	ISO
肉眼观察	银白色的金属光泽	暗黑色无金属光泽	黑色，介于 RL 和 SL 之间
PLM	光学活性较高，具有生长锥特征，呈现大量不规则的十字消光线且视觉效果粗糙，呈银灰色、无裂纹 $Ae \geqslant 18°$	在光学上各向异性，相位移较低，无生长锥形成，呈现清晰可见的十字消光线且视觉效果光滑，呈灰色、环形裂纹显著 $12° \leqslant Ae < 18°$	光学各向同性，光学活性差，相位移为零，观察不到十字消光线，呈黑色、无裂纹 $Ae < 4°$
SEM	断口呈沟壑状，一般呈现阶梯状断裂，沉积表面粗糙，类似玉米粒的半球状突起	断口平滑、细腻，似层状结构，一般为齐断，沉积表面光滑	断口类似山峰的片状结构且上面黏附着大小不同的颗粒
TEM	（002）晶格条纹整体上观察较密集、平直、无扭曲 $\alpha_{OA} \leqslant 50°$	（002）晶格条纹基本上是平行排列，但整体上观察扭曲现象比较严重，呈波浪状 $50° \leqslant \alpha_{OA} < 180°$	（002）晶格条纹呈现无序混乱的堆积状态 $\alpha_{OA}=180°$
XRD①	$d_{002} \approx 0.337\text{nm}$ $L_c \geqslant 23.9\text{nm}$ $g \geqslant 70\%$	$0.340\text{nm} \leqslant d_{002} \leqslant 0.344\text{nm}$ $9.5\text{nm} \leqslant L_c \leqslant 16.5\text{nm}$ $20\% \leqslant g < 70\%$	$d_{002} \approx 0.343\text{nm}$ $7\text{nm} \leqslant L_c \leqslant 11\text{nm}$ $g < 20\%$
RS	$R^{-1}=I_G/I_D$		

① $d_{002}=\lambda/(2\sin\theta)$; $g=(0.3340-d_{002})/(0.3440-0.3354)$; $L_c=K\lambda/(\beta\cos\theta)$。

2.3.5　热解炭的生物相容性

医用材料的生物相容性是指材料在特定应用中引起适当的机体（宿主）反应和产生有效作用的能力，用以表现材料在特定应用中与机体相互作用的生物学行为，是医用材料极其重要的性能和区别于其他材料的标志。生物相容性可分为血液相容性和组织相容性。其中，血液相容性是指通过材料与心血管系统、血液直接接触，考查的是材料与血液的相互作用；而组织相容性是指通过材料与心血管系统以外的组织或器官接触，考查的是材料与组织的相互作用[25]。

碳单质材料被认为是所有已知材料中生物相容性最好的材料，而热解炭的生物相容性相对于其他炭材料更加优异。张建辉等[26]指出，光洁的热解炭是抗血栓的，其表面呈化学惰性、低表面自由能和均质电负性，表面吸附蛋白层有类血管性质。凌江红[27]通过细胞毒性实验，也证明了其生物相容性好的特点。在此实验中，对比纯钛、羟基磷灰涂层 C/C 复合材料和热解炭涂层 C/C 复合材料，发现涂有热解炭的 C/C 复合材料对骨细胞的生长、黏附、增殖、分化具有很强的促进作用，并且相比于纯钛更利于额骨成骨细胞的分化与成熟，结果表明，涂有热解炭的 C/C 复合材料无明显的细胞毒性，具有优良的成骨活性、促进成骨细胞的增殖和分化能力。

2.4　人工心脏瓣膜用热解炭

心脏瓣膜是维持心脏正常工作的必不可少的组织，对于由风湿性心脏病、心脏退行性疾病、细菌引起心内膜炎等疾病而造成的心脏瓣膜严重病变，采用人工心脏瓣膜置换是挽救此类患者生命的有效途径。用于临床的人工心脏瓣膜主要有生物瓣和机械瓣。生物瓣生物相容性好，但耐久性差，易于钙化撕裂，所以目前置换比较多的是机械瓣。由于心脏内的特殊环境，人造心脏瓣膜阀体的材料随着心脏瓣膜置换手术的进展也在不断地变换着。在研究的初期，采用的是硅橡胶。这种硅橡胶人造心脏瓣膜在临床使用中，由于硅橡胶的变质，可导致患者死亡。为了避免这种现象的发生，又研制了空心金属球人造心脏瓣膜。这种人造心脏瓣膜在植入人体后，材料容易磨损，并发出金属的撞击噪声，严重影响患者的安宁。后来，发现了低温热解炭有着优异的理化性能，是制作人造心脏瓣膜阀体十分理想的材料。这样，低温热解炭进入了医疗器械领域，为人类的身体健康作出了贡献[28]。

国外 1964 年就开始了低温热解炭人造心脏瓣膜的研究工作，1969 年 Debakey 研制成功低温热解炭人造心脏瓣膜，并首次应用于临床。国内 1975 年开始了低温热解炭人造心脏瓣膜的研制工作，1978 年首次应用于临床[28]。通过对我国自己制作的低温热解炭人造心脏瓣膜的性能测定和临床应用表明：其生物相容性好，抗血凝性高，十分耐磨，不变形，质量轻，符合临床要求。

2.4.1　低温各向同性热解炭

碳氢化合物在低于 1500℃下热分解，生成半液体态的或炭黑状液滴，在气体流化床中，于石墨基体表面沉积的产物，就是低温热解炭，它的结构是均一的各向同性结构。在低温热解炭中共沉入硅，就称为含硅低温热解炭。它的优点如下[28, 29]。

（1）具有足够的强度，十分耐磨。据报道，低温热解炭的抗断强度为 7000lb/in^2（lb 为磅，1lb=0.454kg；in 为英寸，1in=2.54cm），比人体骨头的抗断强度大 2～3 倍。断裂形变能为 400～800lb·in/in^3，这个数值比一般认为很坚韧的玻璃炭大得多。如果是含硅各向同性热解炭，其强度和硬度就更高。

根据模拟心脏耐磨实验的数据推算，涂层为 0.5mm 的含硅低温热解炭心脏瓣膜，磨损整个涂层表面需要长达数百年。

（2）优异的生理相容性。低温热解炭进入人体后，与血液之间生成一种蛋白质的中间吸附层，这层吸附层并不引起蛋白质分子的变形，不导致血液凝固。除去涂层表面 25μm 厚的微孔层，成为不透性的涂层，经抛光，其生理相容性更好。

（3）化学惰性，不受酸碱的腐蚀，在高压蒸气消毒时不变形。

（4）没有毒性，不导致癌症。

从而可知，热解炭作为人造心脏瓣膜的材料是十分理想的，是其他材料无法比拟的。

需要指出的是，相比于低温各向同性热解炭，各向异性热解炭也抗血栓，但当基体的形状较复杂时，在沉积完热解炭后，从高温冷却时会因内应力而出现起层的现象[30]。

对于人工心脏瓣膜，必须要从材料性能的各个方面进行综合的评价和分析，尽量发挥长处，避免短处，以获得最佳的性能，而不能仅强调某单一性能而忽略其他性能。表 2.3 列出了层状、各向同性及粒状结构热解炭的机械性能，从表中可看到，各向同性结构具有低的模量、最大的应变和较高的强度，而粒状结构则具有较小的应力和应变，这就是选定各向同性结构作为心脏瓣膜的重要原因[31]。

表2.3　层状、各向同性及粒状结构热解炭的机械性能

结构	模量/10^{-6}psi	断裂应力/10^3psi	断裂应变/%
层状	4.5～7.9	45～90	0.7～1.7
各向同性	1.8～2.7	30～55	1.2～2.5
粒状	1.1～1.3	15～20	1.3～1.6

注：psi表示磅力每平方英寸。

2.4.2　含硅低温各向同性热解炭

在低温热解炭中共沉入硅，就称为含硅低温热解炭，硅以 β 型碳化硅的形式存在。

表2.4列出了玻璃炭、气相沉积炭、低温各向同性炭和含硅低温各向同性炭的主要性能参数[32]。

表2.4　玻璃炭、气相沉积炭、低温各向同性炭和含硅低温各向同性炭的性能比较

性能	玻璃炭	气相沉积炭	低温各向同性热解炭	含硅低温各向同性热解炭
密度/(g/cm^3)	1.4～1.6	1.5～2.2	1.7～2.2	2.04～2.13
晶粒尺寸（L_c）/Å	10～40	8～15	30～40	30～40
抗弯强度/MPa	69～207	345～690	276～552	552～621
杨氏模量/GPa	24～31	14～21	17～28	27.5～31.0
延伸率/%	0.8～1.3	2.0～5.0	1.6～2.1	2.0
断裂强度	1.0	1.0	1.0	1.0
抗拉强度/MPa	0.7～1.4	＞6.9	2.8～5.5	5.5
维氏硬度/DPH	150～200	150～250	150～250	230～370

然而，硅在低温各向同性热解炭中的含量要有一定的限制，才能使材料的性能达到最佳。沈祖洪等[31]指出，当硅的含量<10%时，得到的结构和纯低温各向同性热解炭相同，SiC均匀地分布在称为"生长特征"的周围，并以同心圆的方式围绕它。这种结构对抗血凝性能没有不良的影响，然而硅的含量超过10%时，SiC的分布开始偏析，再增加硅的含量时SiC分布就不均匀了，局部区域有SiC的聚集，而在其他一些区域又没有SiC的存在，这

种结构对瓣膜有不良的影响。高的硅含量使同性炭强度和硬度增加，从而增加耐磨能力，但又引起其脆性增加，这是不利的因素。

2.5　本章小结

人工心脏瓣膜是一种由特殊工艺、材料制成的科技含量较高的人工脏器，人工心脏瓣膜植入人体后，将长期发挥天然心脏瓣膜的生理功能，并不能给人的机体和生理机能带来副作用，保证患者健康。因此，对人工心脏瓣膜的材料有非常高的要求。一般来讲，人工心脏瓣膜材料必须具有优良的耐久性和生物相容性，热解炭是目前人工机械心脏瓣膜的理想材料。本章基于碳族材料的结构和性能介绍了热解炭的用途、制备及其分类，并重点介绍了人工机械心脏瓣膜用含硅低温各向同性热解炭。

参 考 文 献

［1］ 尹光福. 人工心脏瓣膜材料设计及生物碳素梯度涂层材料的研究. 成都：四川大学博士学位论文，1998

［2］ 卢永要，崔振铎，杨贤金，等. 各种材料在人工心脏瓣膜中的应用. 金属热处理，2004, 24(9): 23-26

［3］ 朱之培，高晋生. 煤化学. 上海：上海科学技术出版社，1984

［4］ 王增辉，高晋生. 炭素材料. 上海：华东化工学院出版社，1991

［5］ 潘成喜，王玉萍. 化学基础. 北京：人民法院出版社，2004

［6］ 张家埭. 碳材料工程基础. 北京：冶金工业出版社，1992

［7］ 郝润蓉. 碳硅锗分族. 北京：科学出版社，1998

［8］ 李拥秋. 热解炭沉积工艺及冷态喷动模拟实验研究. 成都：四川大学硕士学位论文，2004

［9］ 王茂章，贺福. 碳纤维的制造、性质及其应用. 北京：科学出版社，1984

［10］ 陈匡民. 过程装备腐蚀与防护. 北京：化学工业出版社，2001

［11］ 徐世江. 热解炭在核能技术领域中的应用. 新型炭材料，1995, 3: 11-15

［12］ 朱钧国，杨冰，张秉忠，等. 流化床中包覆燃料颗粒的制备及应用. 过程工程学报，2004, 4(Z1): 592-597

［13］ 邵友林，朱钧国，杨冰，等. 包覆燃料颗粒及应用. 原子能科学技术，2005, 39(Z1): 117-121

［14］ López-Honorato E, Boshoven J, Meadows P J, et al. Characterisation of the anisotropy of pyrolytic carbon coatings and the graphite matrix in fuel compacts by two modulator generalised ellipsometry and selected area electron diffraction. Carbon, 2011, 50(2): 680-688

［15］ 丛红梅, 袭建人, 李木森, 等. C/C 复合材料摩擦磨损性能研究. 材料导报, 2005, (7): 104-107

［16］ 《炭素材料》编委会. 炭素材料. 北京：冶金工业出版社, 2004

［17］ 李圣华. 炭和石墨制品. 北京：冶金工业出版社, 1983

［18］ 沈祖洪, 郑国斌, 陈新国, 等. CVD 和炭素. 新型碳材料, 1992, (2): 1-12

［19］ 江树勇. 材料成形技术基础. 北京：高等教育出版社, 2010

［20］ 刘树和, 白朔, 成会明. 热解炭. 炭素, 2005, (1): 14-22

［21］ Bokros J C. Chemistry and Physics of Carbon. New York: Marcel Dekker, 1969

［22］ Reznik B, Hüttinger K J. On the terminology for pyrolytic carbon. Carbon, 2002, 40(4): 620-624

［23］ 吴峻峰, 白朔, 刘树和, 等. 大尺寸各向同性热解炭材料的制备与表征. 新型炭材料, 2006, 21(2): 119-124

［24］ 刘立海, 黄启忠, 谢志勇, 等. 热解炭的微观结构及其测试方法. 炭素技术, 2007, 4(26): 17-22

［25］ 国家食品药品监督管理局人事司, 国家食品药品监督管理局高级研修学院. 无源医疗器械及医用材料. 北京：中国医药科技出版社, 2010

［26］ 张建辉, 王根明, 薛德胜. C-L Ⅲ型短柱人工机械心脏瓣膜的研制. 中国生物医学工程学报, 2003, 22(6): 527-532

［27］ 凌江红. C/C 复合材料表面改性及其细胞毒性的研究. 长沙：中南大学硕士学位论文, 2013

［28］ 潘锡光. 热解碳人造心脏瓣膜的研制. 中国金属学会 1979—1980 年优秀论文选集. 北京：冶金工业出版社, 1983

［29］ 高树本. 人造心脏瓣膜（二）——低温热解碳碟形人工瓣膜. 材料工艺, 1980, (1): 46-58

［30］ 杨宝林, 饶永生. 低温各向同性热解炭的沉积工艺. 新型碳材料, 1991, (3): 147-154

［31］ 沈祖洪, 江幼仙. 低温各向同性碳人工心脏瓣膜的研制. 电碳技术, 1981, (2): 33-37

［32］ Bokros J C. Carbon biomedical devices. Carbon, 1977, (15): 355-371

第3章　人工机械心脏瓣膜用热解炭涂层制备方法

化学气相沉积（chemical vapor deposition, CVD）是基于化学反应的一种涂层或薄膜沉积方式，其基本特征是参与化学反应的反应物（前驱体）是气体，而生成物之一（通常是所希望制备的涂层或薄膜）是固体[1]。利用化学气相沉积技术可以改进传统炭素材料的性能，如在石墨表面沉积多种涂层——热解炭、SiC 层等，可以使其抗氧化性能、耐腐蚀性能、硬度、强度等综合性能得以提高，扩展其使用范围。

由于用途不同，热解炭材料的制备工艺也不尽相同。人工机械心脏瓣膜用热解炭一般采用流化床化学气相沉积（fluidized bed chemical vapor deposition, FBCVD）工艺进行制备，受沉积工艺参数的影响（主要包括前驱体气体性质、沉积温度、气体浓度、反应气体停留时间、基体表面积与前驱气体反应的自由体积的比值 A_S/V_R 等），沉积得到的热解炭在偏光显微镜下的微观结构主要包括层状、各向同性、粒状或柱状结构[2]。如何控制化学气相沉积炉内产生各向同性热解炭的沉积条件，是成功制备出各向同性热解炭材料的关键。

3.1　人工机械心脏瓣膜用热解炭的制备原材料

人工机械心脏瓣膜的制备工艺是在石墨基体上均匀地涂覆一层硅碳共沉体，即含硅低温各向同性热解炭。其中，硅元素以 β 型碳化硅（β-SiC）形式存在。在理想情况下，含硅低温各向同性热解炭涂层是各向同性的、强度高且十分耐磨。

含硅低温各向同性热解炭涂层的主要原料是：碳氢化合物和硅烷。碳氢化合物可采用甲烷、乙烷、丙烷、丙烯或乙烯等；硅烷可采用甲基三氯硅烷、二甲基二氯硅烷、三甲基一氯硅烷或三氯硅烷等。由于不同碳氢化合物的稳定性不同，所以相应的工艺条件并不相同。采用惰性气体（如氩气、氦气或氮气等）为稀释气体来控制碳氢化合物的浓度，选用氧化锆或氧化铝颗粒作为床层粒子和热载体，沉积基体可以是石墨、氮化硼或者氧化铝等无孔基体，也可以是毡制品和炭纤维预制体等多孔基体[3]。本实验所用碳源、硅源和惰性气体分别是丙烷、甲基三氯硅烷和氩气，氧化锆颗粒作为热载体，为床层粒子承托石墨基体，高纯石墨经细砂纸抛光后用作沉积基体。

3.2　人工机械心脏瓣膜用热解炭的沉积反应装置

3.2.1　化学气相沉积

　　热解炭的制备方法是化学气相沉积法，制备热解炭涂层、块体材料等主要采用三种制备装置：固定床、流化床、转动床[3]。化学气相沉积法按照不同的分类方法，可以归纳如下。

　　（1）按照反应空间的热分布有热壁式、冷壁式和温壁式。

　　（2）按照加热方式有感应加热、电阻加热、微波加热、激光化学气相沉积、等离子化学气相沉积和自热式化学气相沉积法等。

　　（3）按工作方式有连续式和间歇式。

　　（4）按反应空间的压力有常压法和负压法。

　　（5）按沉积物沉积在基体的部位有表面沉积法和内部沉积法。

　　（6）按基体在反应空间的状态有固定床（基体不动或绕着其几何中心轴转动）、流化床和转动床。转动床工艺是 20 世纪 80 年代中期由 Lee 等[4-7]研究开发的一种沉积低温各向同性热解炭的制备工艺；当气体流速低于临界或最小流化速度时，颗粒处于堆积状态，此时流固相存在相对运动，而固相静止不动的操作称为固定床；当气体流速高于临界或最小流化速度时，颗粒在气体的吹动下形成流态化，此时沉积基体在流态化的颗粒内运动的操作称为流化床。

　　（7）按原料气流方向有单向沉积，即原料气体从反应器一侧进入，从另一侧流出，以及变向沉积，即 Li 等[8]所采用的一种修正的化学气相沉积装置，这种装置可改变进出系统的气体的流向，适用于长基体上的均匀沉积。

　　几种典型的热解炭材料的制备方法如下：各向同性热解炭利用流化床或转动床，常压法，热壁式制备；热解石墨采用固定床，负压法制备；C/C 复合材料采用的形式较多，主要有等温法、热梯度法、压差法、强制气流热梯度法（FCVD）、脉冲法、等离子辅助化学气相沉积法（PACVD）、激光化学气相沉积法（LCVD）、液气相化学气相沉积法、自热式化学气相沉积法、快速定向扩散法（RDD）等。

　　人工心脏瓣膜用含硅低温各向同性热解炭一般是在沉积温度为 1200～1500℃用化学气相沉积法制备的，沉积装置主要采用流化床[9]。固体流态化因为流体向上流过固体颗粒堆积的床层而使得固体颗粒具有一般流体性质。由于反应发生在固体流化状态，所以整个反应体系中的传热和传质充分且较为均匀，制备的目标产物性质稳定，结构均匀，副产物少。

3.2.2　流化床

在固定床的操作范围内，由于颗粒之间没有相对的运动，床层中流体所占的体积分数（即床层空隙率 ε）是不变的。随着流体流速的增加，流体通过固定床层的阻力将不断增加，固定床中流体流速和压差关系可用经典的 Ergun 公式[10]来表达，即

$$\frac{\Delta p}{H} = \frac{(1-\varepsilon)^2}{\varepsilon^3}\frac{\mu u}{d_v^2} + 1.75\frac{(1-\varepsilon)}{\varepsilon^3}\frac{\rho_f u^2}{d_v} \tag{3.1}$$

式中，Δp 是高度为 H 的床层上下两端的压降；ε 是床层空隙率；d_v 是单一粒径颗粒等体积当量直径，对非均匀粒径颗粒可用等比表面积平均当量直径 d_p 来代替；u 是流体的表观速度，由总流量除以床层截面积得到。

从式（3.1）中不难看出，流体流速增加将导致床层压降不断增加，直到床层压降等于单位床层截面积上的颗粒重力。此时，流体流动施加在颗粒上的浮力等于颗粒的重力，引起颗粒呈悬浮状态，颗粒开始进入流化状态，称为初始流态化或临界流态化。此时的流体速度为初始流化速度或临界流化速度，又称为最小流化速度，用 u_{mf} 来表示。如果继续增加流体流速，床层压降将不再变化，但颗粒间距会逐渐增加以减小因流体流量增加而增大的流动阻力。颗粒间距离的增加使得颗粒可以相对运动，并使床层具有一些类似流体的性质，这种使固体具有流体性质的现象称为固体流态化，简称流态化，相应的颗粒床层称为流化床。流化床有类似于液体的流动性质，固体颗粒可从容器壁上的孔中喷出，可像液体那样从一个容器流入另一个容器，而且当容器倾斜时流化床上表面保持水平状态。

理想的流化状态是从初始流化起，固体颗粒间的距离随着流体流速的增加而均匀地增加，以保持颗粒在流体中均匀分布。这种颗粒的均匀悬浮使所有颗粒都有均衡的机会和流体接触，也使所有的流体都经过同样厚度的颗粒床层，因而流体和颗粒之间有充分且均等的接触和反应机会，这对化学反应和物理操作都是十分重要的。因为均匀的流化保证了全床中均匀的传质和传热以及均匀的流体停留时间，所以此时的流化质量是最高的。但在实际流化床中，并不总能达到以上所描述的理想流化状态，而会出现颗粒以及流体在床层中的非均匀分布，这导致了流化质量的下降。床层越不均匀，相应的流化质量就越差。

　　流态化技术是把固体颗粒悬浮于运动的流体之中，使颗粒与颗粒之间脱离接触，从而消除颗粒间的内摩擦现象，达到固体流态化的目的。但是由于悬浮的条件不同，固体颗粒悬浮的状态也不同，即出现各种不同的流态化现象。随着作用于颗粒群的流体流速的逐步增加，流态化将从散式流态化，经历鼓泡流态化、湍动流态化（以上三者可统称为传统流态化）、快速流态化，最终进入流化稀相输送状态。根据流体速度变化所引起的流型变化，把流化床分为固定床、散式床、聚式流化床、快速流化床和气体输送，其中聚式流化床又可再细分为鼓泡床、节涌床和湍动床，各流化床中气体流型特征如图 3.1 所示。

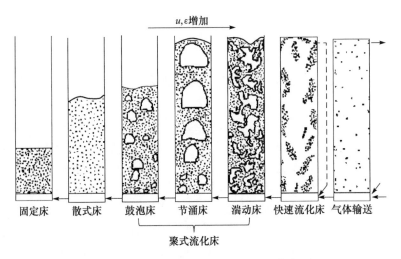

图 3.1　流化床中气体流型示意图[11]

　　图 3.1 中前五类流化床的流型随着流速的增加而变化。在气体流速达到临界流化之前，气体向上运动产生的浮力小于颗粒重力，固相不发生明显的浮动，只是随着流速的增加而在体积上发生一定程度的膨胀，床层空隙率 ε 略有增大。当流体速度达到临界流化速度 u_{mf} 时，其向上运动所产生的浮力等于颗粒重力，床层压降基本不变，达到最大值，但床层孔隙率 ε 仍在继续变大，流化开始。当流速进一步增大时，床层发生均匀膨胀，流速提高到最小鼓泡速度时，床层开始出现气泡，压降波动变大，床型转化为鼓泡床；对于较粗颗粒的床层则直接进入鼓泡式流态化。随着流速的增大，床层内气泡越来越多，且气泡之间不断合并，产生许多大的气泡，此时就形成节涌床，床层湍动幅度较大。当流速进一步增大，床内波动很大，极不稳定，大的气

泡崩裂，故形成湍动床，床层压降的波动频率高，气泡平均直径变小，气固接触频率高。在湍动状态下继续增加流速，则床层界面变得模糊，颗粒被气流带离床层，这时形成的流态化称为快速流态化。如果此时气体流速继续增加，流化床就转为悬浮状态，固体颗粒就随着气流被带出炉子，此阶段称为气体输送阶段。

　　根据颗粒在流化床中的分布是否均匀，可以将上述鼓泡床、节涌床和湍动床统称聚式流化床。散式床的特点是体系内不存在气泡与颗粒聚团，颗粒在流体中均匀分布。而聚式流化床与此相反，存在气泡和颗粒聚团，颗粒分布不均匀。这两种流型分布如图 3.2 所示。在一般的流态化应用中，都要求流型尽量趋于散式流态化，因为这样可使体系的物理和化学性质趋于均匀。固相和流体相密度的比值直接影响散式流态化的形成趋向，其比值越接近1，体系越容易形成散式流态化。

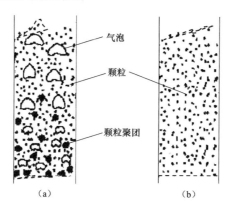

图 3.2　聚式流化床（a）与散式床（b）中流型分布图[12]

　　流化床中流体与颗粒之间传热传质速率较其他接触方式更高。颗粒在床层内混合激烈，使颗粒在床层内的温度和浓度均匀一致，床层热容量大，热稳定性高，这些都有利于强放热反应的等温操作，这正是许多工艺过程中反应装置选择流化床的重要原因。

　　但是流化床属于多相流系统，该系统规律复杂，流化床内反应控制技术难度大。例如，床层流动结构及各种物性（如颗粒的密度、尺寸、速度分布，流体的黏度、密度等）以及操作条件（如温度、压力、流速等）均对床层多相结构有重要的影响。因此，为生产质量优良的含硅低温各向同性热解炭，有必要研究床层流动结构、物性以及操作条件对热解炭微观结构和性能的影响。

3.2.3　稳态流化床沉积工艺

根据 3.2.2 节，流化床较其他反应装置有显著的优势，流体与颗粒间传热传质效率高、传热系数高，颗粒在床层内的温度和浓度较为均匀，热稳定性好，因此本书实验均采用流化床沉积工艺制备含硅低温各向同性热解炭。沉积炉体内流态化的床层粒子和基体分别是氧化锆空心球和石墨圆片，炉体外围是用来加热的高频感应线圈，可将炉体加热至 1250～1500℃。

在普通流化床中，从沉积一开始流化床颗粒就在增大，涂上的热解炭层越厚，床层表面积也越大，最后床层面积可能会是初始床层面积的很多倍，这就会引起热解炭涂层结构的变化。这是因为床层面积影响着热解物浓度和沉积速率，而沉积速率又直接影响着热解炭的结构。解决随着沉积的进行床层表面积逐渐增大的问题的办法就是采用稳态流化床沉积工艺，反应器装置如图 3.3 所示。

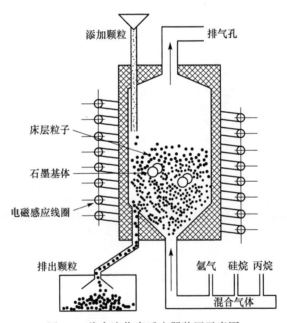

图 3.3　稳态流化床反应器装置示意图

本实验所采用的是稳态流化床化学气相沉积（steady-state fluidized bed chemical vapor deposition, SFBCVD）工艺[13]。SFBCVD 工艺是指沉积过程

中，在移出一些因涂覆了热解炭而长大的床层颗粒的同时添加新的床层颗粒以稳定床层面积，使沉积过程基本上保持动态平衡，进而保证含硅低温各向同性热解炭涂层的均匀、致密和各向同性特征。流化床中所用床层颗粒一般多为氧化锆，氧化锆的密度为 5.6g/cm³。由于热解炭的密度比氧化锆低 50% 以上，当氧化锆颗粒沉积上热解炭后其密度会降低，此时加之表面积增大使气体与颗粒的摩擦力也增大等原因，长大的氧化锆颗粒会在床层中不断上升，利用前面所讲的流化床液体性质就可以不断地排出长大的颗粒并加入新的颗粒以保持床层面积的稳定。

稳态流化床反应器装置主要由涂层反应段（带锥形分配板的石墨接合件）、混合气体进口管和废气出口管三部分组成。为了使炉内温度较为稳定，在涂层反应段外部加上一层石墨加热套，并以一层耐火料颗粒保温，再外一层是石棉板保温套管，作隔热之用。反应器采用高频感应加热，温度采用自动控制，精度达到 ±10℃。反应器上部和下部分别设计了氧化锆颗粒添加器和排出器，通过调节氧化锆颗粒添加量和排出量来保证床层面积恒定。

稳态流化床反应器装置直接影响着固体流化床能否形成，固体流化床是否正常工作又直接影响着气体、氧化锆颗粒和石墨基体接触的好坏，从而影响着涂层能否顺利进行。稳态流化床反应器装置需要考虑的因素主要有：流化床炉体的高度和直径的比值、氧化锆颗粒直径和炉体直径的比值等。

炉体的高度和直径之比过大，即当炉径不大、炉身较高时，气体通过床层时易产生气泡，床层内产生"腾涌现象"，将破坏流化床，造成气固接触不良，影响涂层的正常进行。所以，炉体高度和直径比值不宜过大，一般比例取 2。

氧化锆颗粒直径和炉径的比值应适当选择。过小的氧化锆颗粒（0.01～0.1mm）有黏结倾向，并易起泡，产生沟流；过大的氧化锆颗粒（0.5mm 以上）易产生腾涌。一般氧化锆颗粒直径和炉径的比值应控制在 1% 左右。例如，选用 40～50mm 的炉径，就采用直径为 0.4～0.5mm 的氧化锆颗粒。

图 3.4 是 SFBCVD 工艺流程图。首先利用高频感应线圈将炉体加热到 1250～1500℃，然后通入保护气体氩气，待炉内气体流量稳定后加入直径约 300μm 的氧化锆床层粒子作为热载体，这些氧化锆颗粒被上升气体吹浮起来，颗粒便像液体一样运动，形成流化床。将加工好的石墨基体送进流化床内，在气流作用下，石墨基体和热载体在流化床内不断做无规则运动，当热载体和石墨基体达到一定温度并稳定后从炉底通入一定流量的碳氢化合物、硅烷和氩气的混合气体。

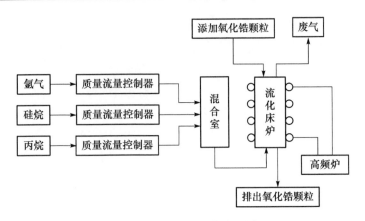

图 3.4　SFBCVD 工艺流程图

碳氢化合物和硅烷在 1200～1500℃进行热分解反应，生成的热解炭和碳化硅微粒沉积在石墨基体表面和氧化锆颗粒表面。随着沉积进行，氧化锆颗粒质量逐渐增加，为保证流化床面积稳定，沉积期间需移除质量达到一定程度的热载体，并不断添加新的氧化锆颗粒。当沉积在基体上的涂层达到所需的厚度后停炉冷却，冷却至室温后出炉[14]。

3.3　影响热解炭涂层结构的主要工艺因素

人工机械心脏瓣膜的涂层材料是含硅低温各向同性热解炭，它的优点在于：①具有足够的强度，十分耐磨；②优异的生物相容性；③化学惰性，不受酸碱的腐蚀，在高压蒸气消毒时不变形；④没有毒性，不导致癌症。从而可知，含硅低温各向同性热解炭具有其他材料无法比拟的优良特性，这正是人工机械心脏瓣膜的最佳材料特性[15]。但是在流化床中进行化学气相沉积时，由于沉积条件的不同，沉积得到的热解炭涂层存在层状、各向同性和粒状或柱状三种结构形式，而不同结构热解炭的性能相差甚大。在沉积条件中，直接影响热解炭结构的主要因素是沉积温度、碳源气体浓度、床层面积和热解时间。除此之外，影响热解炭结构的因素还包括碳源气体种类、流化状态、气体流速和基体几何形状等。

热解炭利用流化床化学气相沉积（FBCVD）方法制备，影响 FBCVD 工艺的因素有很多。Bokros[16]系统研究了流化床化学气相沉积工艺参数和微观结构之间的对应关系，研究结果表明，微观结构会随着沉积温度、碳源气体浓度、热解时间和床层面积等沉积工艺参数改变而发生变化。Bokros 对不同结构热解炭的沉积条件进行了归纳，见表 3.1。

表 3.1　在流化床中沉积层状、粒状和各向同性炭

微结构	沉积过程特点	工艺条件
低温沉积的层状结构	平面缩合物在气相中形成，并直接沉积在粒子表面	低温，中至高的碳氢化合物浓度，大床层面积
各向同性	在气相中出现过饱和；含气颗粒形成并沉入热解炭涂层中	长接触时间，小床层面积，高碳氢化合物浓度，低至中的温度
粒状或柱状	出现有序的晶体增长	高温，低碳氢化合物分压，小床层面积

3.3.1　沉积温度

　　沉积温度是影响化学气相沉积过程最主要的参数。碳氢化合物受热分解一般是吸热反应，因此沉积温度决定了反应活化能的大小。在同一反应体系内，不同的沉积温度将有不同的反应物产生，进而影响着沉积过程和沉积产物。一般来说，提高沉积温度将促使碳源气体的分解，提高沉积速率，也改变着沉积产物的特性[17]。图 3.5 表明了沉积温度对热解炭平均涂层速率的影响，该热解炭的制备工艺如下：采用 SFBCVD 工艺，原料为丙烷和硅烷，氩气作为稀释气体和保护气体，总进气量为 25L/min，流化床炉体内径为35mm，热载体选用氧化锆颗粒（颗粒直径在 0.5mm 左右），只改变沉积温度，而其他沉积条件不变[18]。如图 3.5 所示，随着沉积温度的提高，热解炭沉积在基体石墨表面的平均涂层速率也不断提高。当床层温度为 1250℃时，平均涂层速率为 8.7μm/min；当沉积温度提高到 1350℃时，平均涂层速率提高到 14.7μm/min。

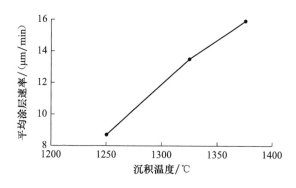

图 3.5　沉积温度对平均涂层速率的影响

涂层中的主要成分是碳基质和碳化硅，平均涂层速率的提高对含硅热解炭中的碳基质密度影响不大，但是涂层较为疏松，涂层密度有所下降。当涂层中碳基质密度变化不大，而涂层密度下降时，涂层中硅含量势必随着下降。从图3.6中可以看出，随着沉积温度的提高，涂层中硅含量有所下降。

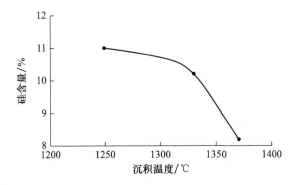

图 3.6　沉积温度对硅含量的影响

硅含量的高低影响着整个涂层的显微硬度，而涂层的显微硬度是评价涂层质量的重要指标，在实际应用中极为重要。影响涂层硬度的主要因素是涂层的碳基质密度和硅含量，由图3.7可知，涂层的显微硬度随着硅含量的提高而增大。实验结果表明，降低沉积温度能够提高涂层中的硅含量，从而增大涂层的显微硬度。

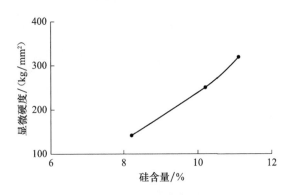

图 3.7　硅含量与显微硬度的关系

沉积温度对热解炭的表观晶体尺寸、密度也有影响。在较低的沉积温度下制备的热解炭比在较高的沉积温度下制备的热解炭硬度高，可能就是因为在较低温度下沉积的热解炭表观晶体尺寸小。而对沉积温度和碳源气体浓度进行调整时，还会引起涂层的热膨胀系数发生变化，所以沉积温度与热解炭热膨胀系数有关。

此外，沉积温度会影响热解炭的结构和沉积过程。采用 FBCVD 工艺时，碳氢化合物在气相中受热分解，形成大量的缩合物，主要有小分子链烃（如 C_2）、初级芳香烃（如 C_6）和稠环芳香烃（PAHs）等。这些中间产物在不同的沉积温度下有不同的脱氢程度和缩合程度。并且沉积温度会影响 PAHs 的饱和蒸气压，不同沉积温度下，PAHs 的饱和蒸气压不同甚至差别很大，进而导致热解炭沉积过程不同。根据热解炭的沉积机理（参见 3.4 节）可知，沉积温度对沉积炉中炭黑的生成及数量有重要的影响。若发生气相形核反应，凝聚成液滴的前驱体（即缩合而成的大分子）必须达到并超过其饱和蒸气压。因此，不同的沉积温度下，热解炭的形成过程并不相同，进而产生不同结构的热解炭。Beautler 等[19]在用乙炔沉积低密度热解炭时发现存在一个温度区，低于这个温度就会完全形成炭黑的环境。

3.3.2　碳源气体浓度

碳源气体浓度对热解炭的沉积也有重要影响。刘树和等[3]认为，在较低浓度下，可生成层状热解炭；在较高浓度下，可生成各向同性热解炭。但碳源气体浓度过大或者流量过大，就像炉压过高一样会产生大量炭黑。这些现象可用在沉积中出现过饱和程度的大小来解释。

图 3.8 和图 3.9[18]分别表明了丙烷浓度对平均涂层速率和涂层密度的影响。随着丙烷浓度的提高，平均涂层速率增加；同时，随着丙烷浓度的提高，

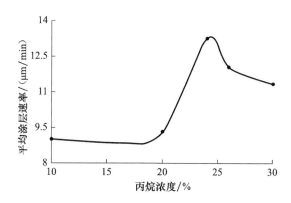

图 3.8　丙烷浓度对平均涂层速率的影响

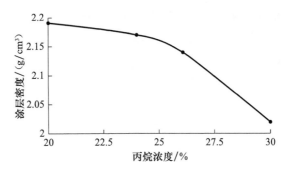

图 3.9　丙烷浓度对涂层密度的影响

整个涂层密度有所下降，丙烷浓度为 20% 时，涂层密度为 2.19g/cm³，丙烷浓度提高到 30% 时，涂层密度下降到 2.04g/cm³。涂层密度的下降意味着涂层中的碳基质密度下降，碳基质密度的下降使显微硬度也下降。所以，在沉积工艺的选择中，沉积温度和丙烷浓度均不应太高。

　　Pauw 等[20]研究了沉积温度、甲烷气体浓度对热解炭结构和物理性能的影响，其研究结果如图 3.10 所示。在 Pauw 等的研究中，其他沉积条件为炉径 3.8cm、接触时间约为 0.1s、初始床层面积 1000cm²。在图 3.10 中，Ⅰ区

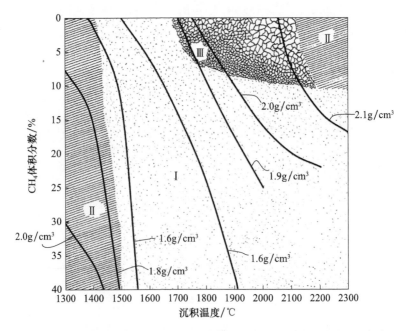

图 3.10　沉积温度、甲烷气体浓度对热解炭结构和物理性能的影响[20]

为各向同性炭，Ⅱ区为层状炭，Ⅲ区为粒状或柱状炭。López-Honorato 等[21]研究了沉积温度和乙炔气体浓度对热解炭表观密度的影响：当乙炔气体浓度或沉积温度上升时，热解炭的密度就会降低，而且气体浓度对密度的影响没有沉积温度的影响那么明显，但高浓度乙炔能够显著减低热解炭的密度。图 3.11 是不同沉积条件下热解炭涂层断面扫描电镜图像。可见，在较低的沉积温度（1250～1300℃）下生成的热解炭具有稠密的层状结构（图 3.11（a））；当沉积温度较高或碳源气体浓度较高时，稠密的层状结构消失而产生具有类球状特征的结构（图 3.11（b）～（d）），并且这种类球状结构的数量、粗糙度和尺寸随着沉积温度和气体浓度升高而增加（图 3.11（d））。

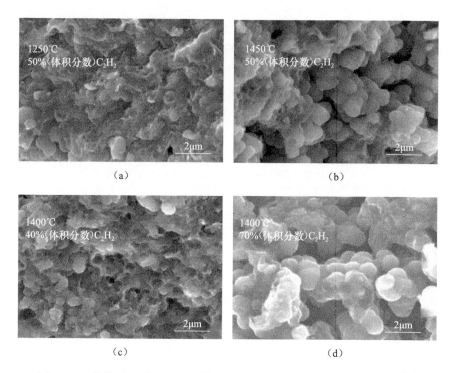

（a）　　　　　　　　　　　　　（b）

（c）　　　　　　　　　　　　　（d）

图 3.11　不同沉积温度和乙炔气体浓度下热解炭涂层断面扫描电镜图像[21]

3.3.3　床层面积

床层面积 A_s 即流化床中颗粒（包括热载体和沉积基体）的表面积，它对涂层的结构和平均涂层速率有着一定的影响。在化学气相沉积热解炭的实验中分别用四种不同初始床层面积（略去基体表面积），结果整理列于表 3.2

中。由表 3.2 的实验结果可知，在 30min 内初始床层面积对平均涂层速率影响并不是很大。但是当沉积时间到 70min 时，平均涂层速率明显有较大的差异。这是因为在沉积过程中，热解炭不断沉积在流化床中的固体颗粒上，使得热载体的表面积迅速增加。而另一方面，在沉积工艺不变的前提下，由碳源气体生成热解炭的速率基本上保持不变，热载体表面积越大，相对应地沉积在基体上的热解炭却随之减少，平均涂层速率由此降低。根据研究结果可知，在沉积开始的较短时间内，床层面积对平均涂层速率影响不大。随着沉积的进行，床层颗粒表面积相差越来越大，对平均涂层速率产生了越来越客观的影响。因此，在沉积过程中，为了减小床层面积变化对平均涂层速率的影响，应在较短时间内完成沉积任务。当沉积时间短时，床层面积变化较小，涂层内外质量变化也不会太大。通过减少沉积时间的方式只能有限地抑制床层面积变化对平均涂层速率的影响，要想根本解决问题，必须采用"稳态型"流化床沉积工艺，即在沉积过程中保持床层面积不变。此外，流化床中颗粒还以两种重要方式影响沉积过程，首先在热解区搅动混合气体，使混合更加均匀，也使基体上的涂层较为均匀；其次作为热传递媒介，把从炉壁吸收的辐射热能传递给混合气体。

表 3.2　化学气相沉积热解炭过程中床层面积的变化[22]

初始床层面积/cm²	30min 内平均涂层速率/(μm/min)	70min 内平均涂层速率/(μm/min)
476	11.5	7.6
714	11.3	4.7
952	10.5	—
1190	9.8	—

杨宝林等[9]提出大的床层面积 A_S 会降低热解重质大分子产物的饱和程度。若床层面积很大，分子碎片直接在基体上沉积成为主要的沉积过程，从而较少或无法出现成核或凝聚为液滴的过程，因为成核或凝聚成液滴需要分子碎片浓度超过它的饱和蒸气压。净空间体积 V_R 为反应区体积减去基体与流化颗粒所占体积。A_S/V_R 这一参数对化学气相沉积的过程也有很大影响。若 A_S/V_R 增大，就会降低反应炉内稠环芳香烃（PAHs）的饱和程度，同样会使分子碎片在基体上直接沉积成为主要的沉积过程，趋向于生长机理，从而较少或者无法出现成核的过程。层状炭的 A_S/V_R 最大，其次是各向同性炭，粒状或柱状炭的最小。在图 3.10 中，如果增大 A_S/V_R，层状炭区域会向较高

一些的温度区域扩展，在给定温度和碳源气体浓度的情况下会使各向异性度（BAF）增大，见图 3.12 和图 3.13。

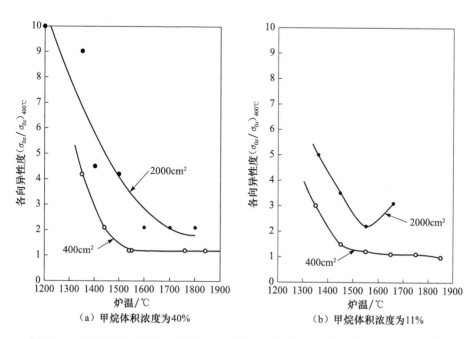

（a）甲烷体积浓度为40%　　　　（b）甲烷体积浓度为11%

图 3.12　在不同初始床层面积下，BAF 随沉积温度和甲烷体积浓度的变化情况[16]

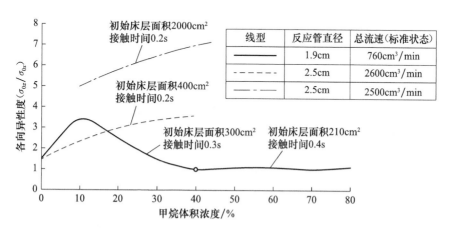

线型	反应管直径	总流速(标准状态)
——	1.9cm	760cm³/min
----	2.5cm	2600cm³/min
—·—·	2.5cm	2500cm³/min

图 3.13　在 1350℃下，BAF 随甲烷体积浓度的变化情况[23]

沉积各向同性炭的床层面积与净空间体积之比 A_S/V_R，一般选为 1∶5～

1：20。需要特别指出的是，仅就各向同性炭的沉积，虽然在一定范围内，不同的 A_S/V_R 都能沉积出各向同性炭，但这些各向同性炭的性质有差异。

从有关床层面积的论述中不难发现，床层面积对热解炭结构的影响较大。在普通流化床中，沉积一开始，流化床颗粒就在增大。随着热解炭涂层的沉积生长，床层表面积也越来越大，最后床层面积有可能会是初始床层面积的很多倍，这会引起热解炭结构发生变化。床层面积的改变会引起沉积得到的热解炭物理性质发生变化，如密度、晶体尺寸等。究其原因，床层面积直接影响中间产物浓度和沉积速率，而后者是影响热解炭结构的关键因素。

3.3.4　热解时间

热解时间是指热解反应进行的时间长短，热解时间的长短表示气体在反应管中流动速度的大小，反映了在单位时间内进入反应室内碳含量的多少，从而影响沉积速率及热解炭的结构和性能。因此，热解时间与气体流速关系密切，一般使用沉积区体积除以每秒气体的流量的值来代替。在流化床化学气相沉积发生时，沿反应管长度方向，热解时间会随距离增加而增大，因此不同距离处反应得到的物种类型和性质会有不同，从而会形成不同微观结构的热解炭材料。在一定的限度内，增大热解时间相当于增大气体饱和的程度。

3.3.5　其他因素

1. 碳源气体种类

沉积热解炭所需的碳源气体一般采用碳氢化合物。由于不同碳氢化合物的 C/H 比值不同，稳定性也不同，所以它们沉积某一种结构的热解炭所需的工艺条件也不相同。Bokros[24] 提出在相同的工艺条件下，不可能用不同的碳氢化合物沉积出同样结构和性能的热解炭，但是通过调整工艺条件，即可沉积出结构相似的热解炭。这说明热解炭的结构并不依赖于所用的碳氢化合物的种类。

Beatty 根据其研究结果指出，用丙烷沉积热解炭的性能（密度、结构参数）与用甲烷沉积有相同性能的热解炭相比较，前者出现在较低一些的温度，他将此归因于丙烷相对较低的稳定性。在比较乙炔和甲烷沉积的热解炭的结构时，Browning 等得出了类似的结论。Bard 等在研究碳氢化合物在 1200～1400℃沉积热解炭的工艺时，用 2.5cm 直径的涂层装置、1100cm^2 的初始床层面积和恒定的总流速（在标准压力和温度下）进行了实验。实验结果表明，如果把碳氢化合物的体积百分比调至形成同样的沉积速率，那么甲烷、丙烷、乙炔等沉积出的炭结构是相似的，在给定温度下沉积出的炭结构几乎是相同的。

综合前人研究成果，Bokros[25]得出了一个结论：对于所有碳氢化合物，热解反应是类似的，而且许多有相似结构的沉积炭，可以在给定温度下通过调节工艺条件以保持同样涂层率的办法，用任何碳氢化合物（只含碳、氢）都可以沉积出来。因此，影响热解炭结构的决定性因素是沉积速率，而影响沉积速率的主要因素是碳源气体体积浓度、沉积温度、沉积表面积等。虽然热解炭结构并不取决于碳源气体种类，但是碳源气体会影响其他工艺条件，如沉积温度、碳源气体体积浓度等。

2. 流化状态和气体总流量

根据 3.2.2 节中有关流化床的论述可知，在理想的流化状态时，流化床中固体颗粒均匀悬浮使所有颗粒都有均衡的机会和流体接触，也使所有流体都经过同样厚度的颗粒床层，因而流体和颗粒间有充分且均等的接触和反应机会，这对热解炭的沉积是十分重要的。此时的流化床称为散式流化床，其流化质量最高，在其他工艺条件相同的情况下沉积得到的热解炭质量也最好。但在实际的流化床中，并不总能达到以上所描述的理想流化状态，而会出现颗粒和流体在床层中的非均匀分布。影响流化床流化状态的因素有很多，一般包括气体流速、黏滞度、床体几何形状与尺寸、床体表面粗糙度等[26]。这些因素的差异会形成不同的流化床，如固定床、散式床、聚式流化床、快速流化床和气体输送等。

由于气体流速等因素的控制不当，流化床内会出现不良流化区，如气泡、节涌、湍流和快速流化等。在这些不良流化区内颗粒悬浮不均匀，这势必导致颗粒与气体接触不均匀，从而使沉积得到的热解炭质量不均匀且不佳。在流化床中，气体流速逐渐增加，床层均匀膨胀。当气体流速增加到最小鼓泡速度时，床层开始出现气泡，此时流化床由散式床转为鼓泡床；气体流速继续增加，流化床内气泡合并，进而形成节涌床；随着气体流速进一步增加，床内波动较大，极不稳定，气泡崩裂，形成湍动床。就局部而言，在鼓泡床中的气泡区，气体流量减少，接触时间增长，床层面积减小；在湍流区气体流量增加，接触时间减小，床层面积增加。因此，在不同的流化状态下沉积的热解炭性能不同甚至相差甚远。

　　根据流化床的分类方式可知，气体流速是形成流化床的动力，总进气量的大小影响着流化床的好坏。气体流速决定流化床的种类，而气体流速又由总进气量和进口尺寸所决定。实验表明，在进口尺寸一定的情况下，总进气量过大，会形成聚式流化床甚至将热载体吹走，基体失去支托力量而下沉；总进气量过小，流化床无法形成，随着热载体的微小窜动，基体下沉。所以，必须选用适当的气体流量和气体进口尺寸，才能满足形成流化床的要求。

　　总之，在制备各向同性热解炭的条件下，由于流化状态不好，床内局部区域无法出现碳氢化合物的热解、聚合、过饱和进而成为"液滴"的反应过程，从而无法生成各向同性热解炭，沉积热解炭的理化指标也会发生大的变化[27]。

3. 基体几何形状及其表面状态

　　基体是指沉积产物附着的固体，其材料要求能耐沉积温度，不和气态物反应，沉积物厚度较小时能附在基体上，这就要求沉积物和基体有良好的附着力。而当沉积物厚度较大时，作为独立的部体能从基体剥离，这时可选择比沉积物膨胀系数大的材料作基体。

　　基于基体几何形状，其各部位与气流接触的情况不同，引起不同部位沉积速率不同，而不同的沉积速率使得各部位沉积出的热解炭出现结构上的差异[27]。出现这种情况的原因是基体不同部位气体的流化状态不同，凹角区由于气流滞留，流化颗粒不易接近，活化炭基团沉积后重新排列而生成柱状或粒状炭。情况严重时会形成封闭的空穴。解决的办法是可以考虑将流化颗粒粒度减小，以减小总的沉积速率，加强颗粒的扰流作用，从而改善凹角区的流化状态。

　　一般情况下，凹角区易于形成涡流，由于涡流中心区压力小而易于吸入气相中生成的炭黑，形成"沙眼"，出现这种情况还与基体在床内的位置有关。

　　要获得高质量的涂层，从流化状态角度来讲，除了选择最佳的气体流速、床体的几何形状与尺寸、流化颗粒的粒度配比和光洁的床体表面，还可考虑采用减小流化颗粒总量和缩短沉积区的办法。对凹角区涂层可采用减小流化颗粒粒度、气体流速和浓度的方法，从而降低沉积速率来提高凹角区涂层厚度的均匀性；对基体可采用增大凹角区孔径和凹角区立壁倾斜度的方法，使凹角区圆滑过渡以改善凹角区流化状态，提高涂层质量。

　　此外，基体表面是沉积物晶体生长的基地，因此基体表面状态如粗糙程度、表面空隙、杂质等都影响着沉积物晶体的结构。以沉积热解炭为例，若表面无杂质、光洁度高，则热解炭结构较细、生长较好。相反，若表面粗糙、有杂质，则使热解炭形成粗壮结构，甚至形成"瘤"状结构。

可见，热解炭的沉积是一个复杂、动态的过程，涉及许多复杂的因素，沉积工艺条件对热解炭的结构和性能及生长过程机理有重大影响。

图 3.14 是沉积工艺条件与热解炭涂层结构和性能关系示意图。可见，沉积速率是决定所生成的热解炭结构和性能的主要因素，而影响沉积速率的主要因素有沉积温度、碳源气体体积浓度、床层面积和热解时间等。通过这些因素的综合控制来实现对沉积速率和所生成热解炭结构、性能的控制。可以在给定沉积温度（或碳源气体浓度、床层面积等）下通过调节工艺条件以保持同样沉积速率的办法，得到所需的热解炭结构。需要研究在流化床沉积热解炭的过程中，碳源气体浓度、流量、沉积温度、热解时间、床层面积以及流化床的流化状态、基体的几何形状等因素对沉积速率、热解炭结构和性能的影响，阐明热解炭涂层的沉积机理，明确涂层沉积过程中缺陷的产生原因和变化规律。

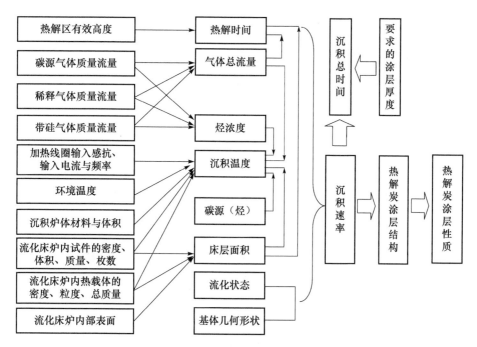

图 3.14　沉积工艺条件与热解炭涂层结构和性能关系示意图

3.4　热解炭的沉积机理

在 3.3 节中介绍了沉积工艺中影响热解炭涂层的主要因素，分析发现热解炭复杂的微观结构与化学气相沉积的实验参数密切相关，通过控制工艺条件制备具有特定微观结构的热解炭是可能的[28]。研究热解炭的生成机理，可以通过控制化学气相沉积工艺条件以制备出具有可控微观结构的热解炭，能达到预期的目的，满足使用要求。

人工心脏瓣膜用含硅低温各向同性热解炭采用稳态流化床化学气相沉积技术制备得到。在不同的沉积工艺条件下，碳源气体在沉积炉内发生热解、缩合等化学反应生成热解炭的中间产物，这些中间产物通过形核、生长等不同的形成机理逐渐长大，沉积在基体上形成具有不同微观结构的热解炭。因此，不同的沉积工艺条件会改变热解炭的形成过程，进而生成基本结构单元（可以用 L_a、d_{002} 和 L_c 来表征）和织态结构等微观结构差别很大的热解炭。沉积条件的改变是如何影响材料微观结构和物理性能的，热解炭材料组织结构与性能特性之间有着怎样的关系，一直是研究的热点。为此，研究人员通过长期系统的研究，得到了很多实质性的成果。研究表明[29]，不同的结构决定了热解炭具有各异的性能，不同的结构特性则由不同沉积工艺条件以及沉积状态过程所决定的。但是由于化学气相沉积热解炭的复杂性，再加上不同研究人员采用不同的制备工艺和实验条件，所以对热解炭的沉积机理并没有达到统一的认识。

3.4.1　烃类气体在气相中的化学反应

热解炭是烃类气体发生的气相化学反应、气-固相化学反应和固相化学反应共同作用的结果，因此影响热解炭微观结构形成机理的因素包括[30]：①生成固体碳的气体种类（气相反应）；②芳香碳平面内的生长机理（表面反应）；③多个芳香碳平面形成热解炭乱层结构组织的机理（固相反应）；④热解炭织构形成的机理。对于能够通过表面反应直接生成热解炭的气体分子或者自由基的具体种类，目前仍然还不是很清楚。已有研究表明，一方面，通过分析气相反应和表面反应过程，认为烃类分子（C_2H_2、C_6H_6 等）或自由基（C_2H_3、C_2H_6 等）都可以通过表面吸附-脱氢而生成固体碳；另一方面，在气相中浓度较高的中性分子（C_2H_2、C_6H_6 和 PAHs 等）对热解炭沉积速率的影响可能更大。

下面以甲烷为例，分析烃类气体在化学气相沉积过程中发生的气相化学反应。有关烃类气体的热解化学，相关研究很多并且也趋于成熟。为了使本章内容前后连贯，下面对甲烷的热解化学反应作简单介绍。

甲烷在气相中发生的热解化学主要途径为

$$CH_4 \longrightarrow C_2H_6 \longrightarrow C_2H_4 \longrightarrow C_2H_2$$

具体基元反应为

$$CH_4 \longrightarrow CH_3\cdot +H\cdot$$
$$CH_3\cdot +CH_4 \longrightarrow C_2H_6+H\cdot$$
$$C_2H_6 \longrightarrow 2CH_3\cdot$$
$$C_2H_6 \longrightarrow H_2+C_2H_4 \longrightarrow 2H_2+C_2H_2$$

C_2H_2 生成苯等初级芳香烃的反应为

$$C_2H_2+H\cdot \longrightarrow C_2H_3\cdot$$
$$C_2H_3+C_2H_2 \longrightarrow C_4H_5\cdot$$
$$C_4H_5\cdot \longrightarrow C_4H_3\cdot +H_2$$
$$C_4H_3\cdot +C_2H_2 \longrightarrow C_6H_5\cdot$$

化学气相沉积制备热解炭时，由甲烷作为碳源气体参与气相中的化学反应比上述反应复杂得多。Becker 和 Huettinger[31] 的研究表明，气相中甲烷的反应流程如图 3.15 所示。

在热解化学中，一般根据芳香烃化合物生成的时间长短，区分为初级芳香烃（primary aromatic hydrocarbon）和稠环芳香烃（polycyclic aromatic hydrocarbon, PAH）。初级芳香烃是由直链小分子烃直接生成的，如苯、萘等；稠环芳香烃是初级芳香烃经过芳香缩合或直链小分子烃加成生成的多环缩合芳香烃或多环直链芳香烃。Frencklach 等[32] 研究表明，苯的生成分为高温和低温两个不同的途径，如图 3.16 所示。

在化学气相沉积的实验研究、动力学模拟和计算化学研究的基础上，人们又把苯在高温生成的主要途径称为"偶数原子烃"途径，如式（3.2）和式（3.3）所示；将苯在低温生成的主要途径称为"奇数原子烃"途径，如式（3.4）所示：

$$n\text{-}C_4H_3+C_2H_2 \longrightarrow C_6H_5（自由基） \tag{3.2}$$
$$n\text{-}C_4H_5+C_2H_2 \longrightarrow C_6H_6（苯）+H \tag{3.3}$$
$$C_3H_3+C_3H_3 \longrightarrow C_6H_5/C_6H_6+H \tag{3.4}$$

稠环芳香烃（萘、菲、芘等）是初级芳香烃通过芳香缩合或小分子加成生成的。以萘的生成为例，说明通过小分子的加成而生成稠环芳香烃的机

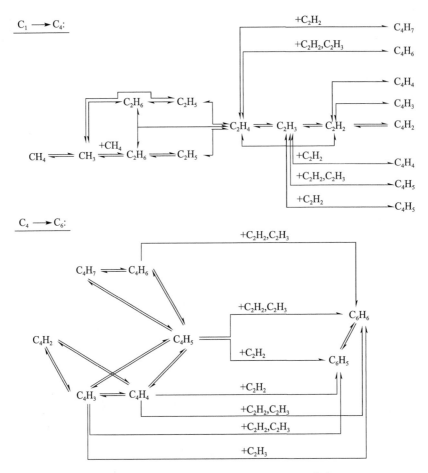

图 3.15　气相中甲烷热解化学反应流程图 [31]

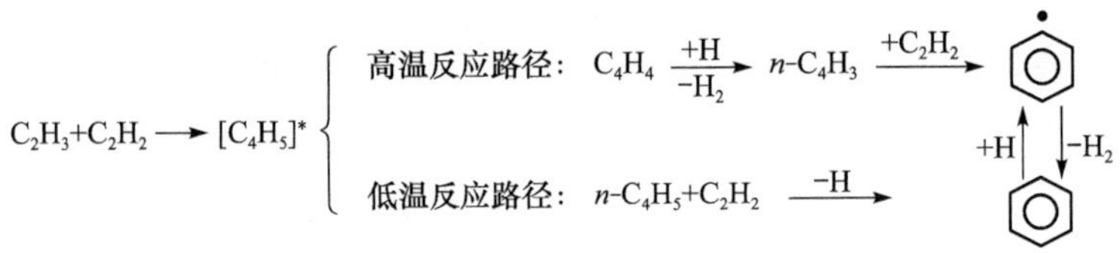

图 3.16　苯的高温和低温生成反应途径 [32]

理。目前有两种不同的机理解释通过小分子的加成而生成萘，其中一个机理为氢消除 C_2H_2 加成反应模型，也称为 HACA 模型。该模型认为苯分子脱出一个氢原子后，发生 C_2H_2 在苯环上的加成反应，相邻位置上再脱出一个氢原子，C_2H_2 再加成，和原先的苯生成萘，如表 3.3 所示。另一个机理则是 Bitter-Howard 模型。该模型认为苯分子脱出一个氢原子并和 C_2H_2 加成，与 HACA 模型不同的是，后一个 C_2H_2 加成在第一个 C_2H_2 上，然后和原先的苯分子形成萘，如表 3.4 所示。由于上述两个模型均涉及 C_2H_2 的加成，所以现在更多地将这两个模型统称为 HACA 模型。

表 3.3　苯和 C_2H_2 反应生成萘的 HACA 模型

化学反应	能垒 /(kJ/mol^2)	反应焓 /(kJ/mol^2)
苯 + H → 苯基· + H_2	48.38	28.98
苯基· + HCCH → 乙烯基环己二烯·	10.46	−177.28
乙烯基环己二烯· + H → 乙炔基环己二烯 + H_2	—	−271.36
乙炔基环己二烯 + H → · 乙炔基环己二烯· + H_2	—	33.64
乙炔基环己二烯· + HCCH → 乙炔基乙烯基环己二烯· + H_2	—	−178.54
乙炔基乙烯基环己二烯· → 二氢萘基·	18.98	−237.34

表 3.4　苯和 C_2H_2 反应生成的 Bittner-Howard 模型

化学反应	能垒 /(kJ/mol^2)	反应焓 /(kJ/mol^2)
苯 + H → 苯基· + H_2	48.38	28.98
苯基· + HCCH → 乙烯基环己二烯·	10.46	−177.28
乙烯基环己二烯· + HCCH → 二氢萘	17.72	−166.36

化学反应	能垒 /（ kJ/mol² ）	反应焓 /（ kJ/mol² ）
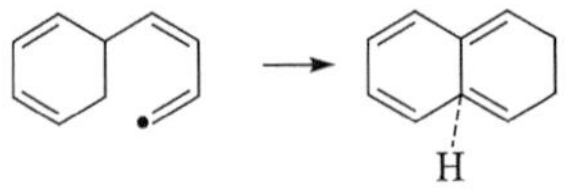	30.45	−99.16
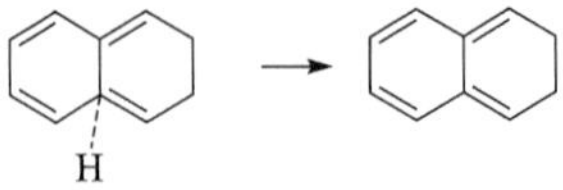	—	12.31

其他由苯、萘和 C_2H_2 生成的稠环芳香烃也可以用 HACA 模型来解释。例如，从萘生成乙烯萘

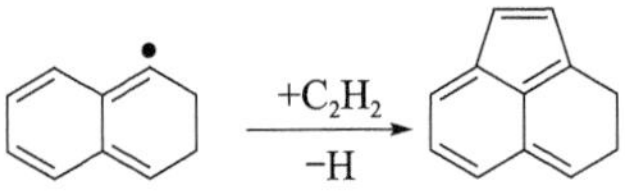

从乙烯萘生成菲

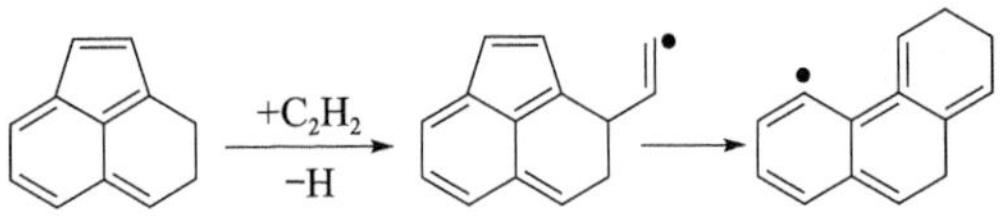

从菲生成芘

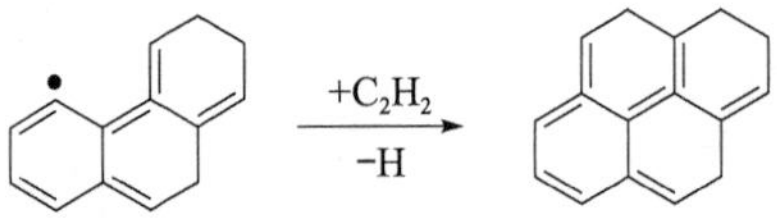

除了 HACA 模型，芳香缩合模型也是用来解释热解过程中稠环芳香化合物的生成和生长机理的化学反应模型。在很多情况下，特别是在沉积温度较低时，C_2H_2 并不是气相的主要组分，此时 HACA 模型并不能解释稠环芳香烃的快速形成。因此，在低温化学气相沉积（沉积温度低于 1200℃ ）条件下，芳香缩合模型可以解释热解过程中聚合芳香化合物的生成。芳香缩合反应的主要途径有以下三种[33]：

（1）

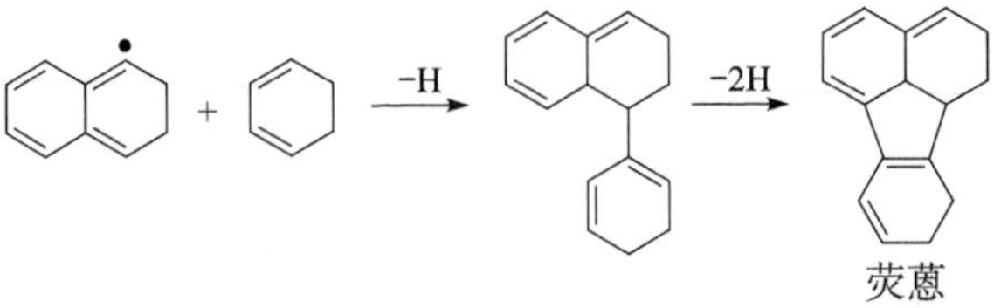

荧蒽

（2）

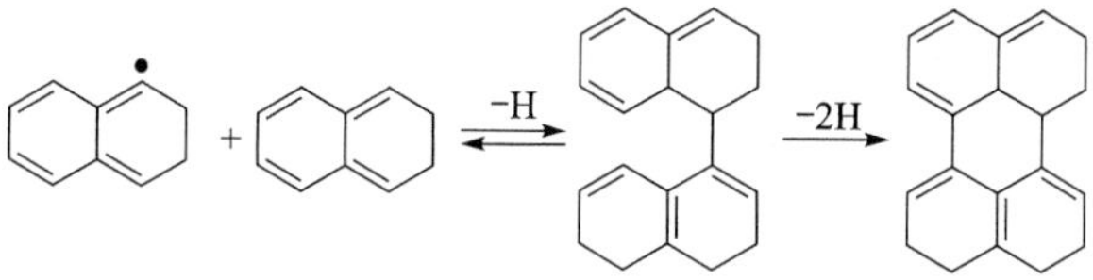

+
−H
−2H

（3）

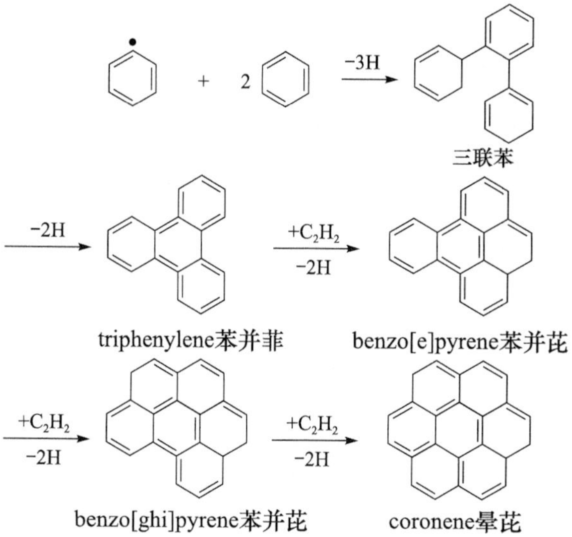

+
2
−3H
三联苯
−2H
+C2H2
−2H
triphenylene苯并菲
benzo[e]pyrene苯并芘
+C2H2
−2H
+C2H2
−2H
benzo[ghi]pyrene苯并芘
coronene晕苊

芳香缩合反应能够快速生成稠环芳香化合物，但是如果没有 C_2H_2 的加成反应，就将导致开环结构的生成，如图 3.17 所示。

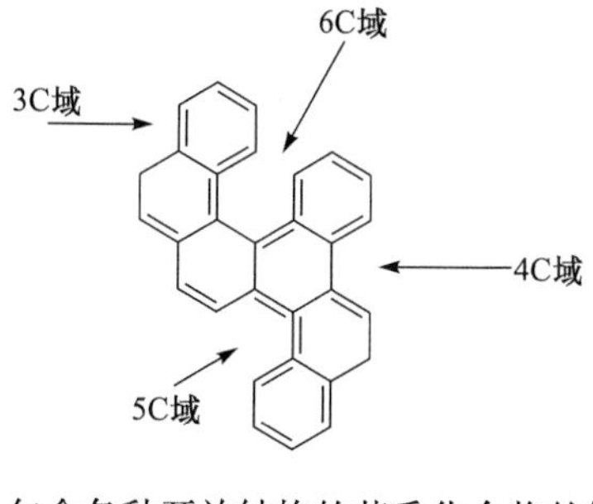

6C域
3C域
4C域
5C域

图 3.17　包含各种开放结构的芳香化合物的结构模型

为此，Huettinger 等较早提出了在生长阶段热解炭织构形成的缺陷机制，即 Particle-Filler 模型，并把织构与气相中的直链烃、芳香烃浓度比值 R（$R=C_2H_2/C_6H_6$）相关联。按照沉积速率与气体浓度的变化关系，热解炭的生成可以分为表面生长和气相形核两个阶段，而 Particle-Filler 模型更适合用于解释热解炭的表面生长。该模型认为不同比例的芳香化合物（particle）和直链烃（filler，主要是 C_2H_2）将导致不同织构的生成，因此 Huettinger 认为生成高织构热解炭的必要条件是气相中存在比例最优的芳香化合物和直链烃。大分子"颗粒"骨架只有被小分子充分"填充"，才能够生成相对密度最高（织构最大）的热解炭；气相中存在过多的直链烃或者过多的芳香化合物，都将导致低织构热解炭的生成，如图 3.18 所示[30]。Lieberman 等[34]根据化学热力学计算了不同 R 值对热解炭织构的影响，研究表明，当 R 值小于 5 时生成光学光滑层热解炭，当 R 值大于70 时生成各向同性热解炭，只有当 R 值介于两者之间时生成光学粗糙层热解炭。

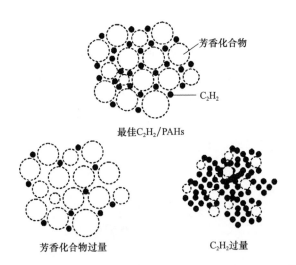

图 3.18　热解炭微观结构生成的 Particle-Filler 模型示意图[30]

　　Particle-Filler 模型实际上包括两个化学反应过程：HACA 反应和芳香缩合反应。在表面生长阶段，芳香碳平面的边缘上能够同时发生 HACA 反应和芳香缩合反应，进而生成无缺陷的石墨烯平面。若其中任何一种反应进行得快一些，会导致芳香碳平面内缺陷的生成，从而导致平面出现弯曲和断裂等现象，如图 3.19 所示。至于 Particle-Filler 模型是否正确地解释了热解炭微观结构的生成机理，仍有待进一步的研究。

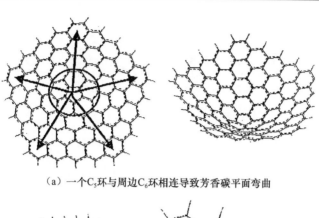

（a）一个 C_5 环与周边 C_6 环相连导致芳香碳平面弯曲

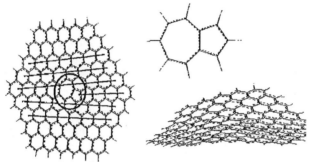

（b）C_5 环和 C_7 环直接相连导致芳香碳平面弯曲

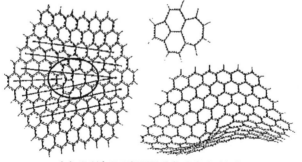

（c）C_5 环和 C_7 环相隔导致芳香碳平面弯曲

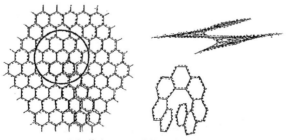

（d）均为 C_6 环导致芳香碳平面断裂

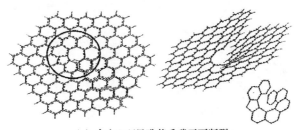

(e) 含有C₅环导致芳香碳平面断裂

图 3.19 热解炭的芳香碳平面内缺陷示意图[33]

3.4.2 沉积机理

碳氢化合物在进入一定温度的沉积炉后，发生热分解、脱氢、缩合等化学反应，该化学反应过程非常复杂，并且热解炭的沉积机理也并没有探索清楚。除此以外，在工艺条件确定的情况下，基体的各个沉积微区都会存在浓度差异、温度梯度及孔隙大小分布的差别。整个化学气相沉积过程是动态的，反应的中间产物很多，它们之间的相互作用随着反应条件的不同而不断变化，因此整个沉积过程受不确定性因素的影响而无法实现精确控制。为了分析热解炭的形成过程，研究人员基于不同的工艺条件提出过多种热解炭沉积机理，但都是定性地进行描述。文献中提到的沉积机理按其特征主要有单原子沉积机理[35]、分子沉积机理[36]、缩聚机理[37]、固态粒子机理[38]、液滴机理[39]、黏滞小滴机理[40]、表面分解理论[41]等。

当反应气体的浓度较低时，热解炭的沉积速率低，此时分子沉积机理[36]认为，在气相中生成液态或固态的芳香族平面分子单元以及少数小球状粒子，平面分子以球状粒子为核心呈圆锥形排列或与基体表面平行排列，形成致密的取向度高的热解炭。这种理论认为碳氢化合物在形成炭前，总要先形成 C_3 分子或乙炔分子，然后进一步反应生成热解炭。当反应气体的浓度较高时，热解炭的沉积速率高，此时固态粒子机理[38]认为，经过反复的分解聚合反应，发生气固相转变，气相中分子形核并长大生成大量球状的固态粒子，并沉积到基体表面，然后通过粒子间低分子的炭化作用黏结在一起，形成不规整的热解炭结构。

根据烃类气体的热解反应，碳氢化合物在进入一定温度的沉积炉后，经过热分解、脱氢和缩合形成大小不同的分子碎片。Tense[42]认为，碳氢化合物在热分解的同时发生着气相和多相反应，热解炭通过两种不同的机理在基体表面沉积：①分子碎片直接在基体上缩合成炭；②烃类气体在气相中经过热解和缩合形成高分子缩合物。随着反应的进行，气相中高分子缩合物的蒸气分压也随之增加，直至超过饱和蒸气压，此时高分子缩合物均质成核，长大后脱氢形成炭黑颗粒。Guilleray[43]等认为，碳氢化合物经热解、缩合等反应后生成高分子缩合物，它们在未沉积到基体前相互碰撞、合并形成聚集物，这样的聚集物是球状的并有一定的黏性，称为液滴。若液滴沉落在基体上时还有一定的黏度（含有相当数量的氢），那么经脱氢后形成热解炭；若液滴沉落在基体前就脱氢成为固体，那么在流化床出口处形成炭黑颗粒。

对于液滴机理，Jung 等[39]和尹洪峰等[44]进行了详细的解释。液滴机理认为碳氢化合物在气相中热解、缩合形成中间产物的分压超过其饱和蒸气压时会生成液滴，液滴炭化后形成热解炭。该机理涉及气-液和液-固的两次转变。在气相到液相的转变过程中，中间产物在气相中形核并长大，进而形成液滴或炭粒子。沉积温度和反应气体浓度等工艺条件是化学气相沉积过程中液滴机理是否存在的关键因素。根据晶体成核和长大理论，形成一个新核所需要的功等于形成晶核表面和晶核核体所需要能量的代数和[45]。对于气相中形成球形微滴可以表示为

$$\Delta G_{均}=4\sigma\pi r^3-4\pi r^3\Delta G_V \tag{3.5}$$

式中，$\Delta G_{均}$ 为均相成核自由能；σ 为晶核表面自由能；r 为晶核半径；ΔG_V 为等温压缩时体系所获得的能量，即

$$\Delta G_V=(KT\ln S)/V_m \tag{3.6}$$

式中，K 为玻尔兹曼常量；T 为热力学温度；S 为过饱和度；V_m 为凝聚温度下该物种的分子体积。根据 Gibbs-Thomson 关系，$\partial\Delta G/\partial r=0$，可得形成临界核所需克服的势垒为

$$\Delta G_{临}=\frac{16\pi\sigma^3}{3}\Big/[(KT\ln S)/V_m]^2 \tag{3.7}$$

由式（3.7）可知，提高温度和过饱和度，能减小形核势垒，降低成核能，促进形核且沉积速率也随之增加。

由于饱和蒸气压与温度之间符合以下关系式[46]：

$$P_e=P_0\mathrm{e}^{-(L/RT)} \tag{3.8}$$

$$S=P/P_e \tag{3.9}$$

将式（3.8）和式（3.9）代入式（3.7）得

$$\Delta G_{临} = \frac{16\pi\sigma^3}{3} \Big/ [(KT\ln P/P_0)/V_m + KL/(RV_m)]^2 \qquad (3.10)$$

式中，P_e 是温度 T 时的饱和蒸气压；P_0 是常数；L 是蒸发热；R 是气体常数。由幂函数 x 和对数函数 $\ln x$ 的导数分别为 1 和 $1/x$，又由于在化学气相沉积时 $P/P_0 > 1$，温度对成核势垒的影响比反应物分压的影响大。这就决定了温度对沉积模式和沉积物的形貌影响较大。

根据气相中晶体形成理论，当沉积温度升高时，饱和蒸气压增加，形成临界晶核所需克服的势垒会降低。因此，在沉积温度升高至适当的范围时，更容易在气相中成核和长大，进而形成液滴。在气相中成核生长的液滴，由于其粒径很小，活性很高，很容易发生凝聚或在固体表面上吸附。当液滴与固体碰撞时，因吸附而产生沉积，此时吸附优先在活性位点上进行。随着沉积温度的升高，液滴黏度降低，更易融合，因此高温时颗粒团聚体的粒径变大。

当沉积温度较低或反应物分压低时，成核势垒高，在气相中可能很难形核长大。但是此时由于非均相成核并长大的势垒较低[45]，很有可能在基体活性位点上形成临界晶核并长大。这时在气相中没有达到临界尺寸的大分子基团附着在基体表面融合脱氢形成近球形碳粒。随着沉积温度的进一步降低，形成临界晶核的势垒继续升高，此时虽然碳氢化合物分解产物以较大的基团形式存在，但在气相中很难形成临界晶核，这时热解炭的沉积只能借助表面化学反应。当沉积温度低时，整个沉积过程处于反应动力学控制区。

液滴理论认为，液滴是大量碳氢化合物基团的聚集体，液-固相转变是脱氢炭化过程。该机理认为，在气相中形核并生长的液滴，若其炭化过程在气相中进行，则生成各向同性炭；若在基体表面进行，则形成较完整的层状炭。至于是什么条件导致液滴在不同相态中炭化的问题仍不清楚，需要具体研究。并且应该关注在沉积过程中液滴内氢的存在形式及含量。

石荣[40]总结了上述几种沉积机理，进而提出黏滞小液滴理论。该机理认为，反应气体分子在基体表面或表面附近断键而形成自由基，经过气相形核及反复的脱氢/聚合反应生成芳香族化合物分子的混合物，混合物无固定的熔点或沸点，聚集成黏滞小滴。小滴吸附于基体表面后浸润、融并，经缩合成为稠环芳香族大分子。大分子进一步脱氢，最终变为热解炭。这种黏滞小滴泛指各种具有不同黏性的球状聚集体。随着沉积条件的变化，黏滞小滴融并的程度受其表面张力的控制，从而具有固态粒子或液滴的特征。沉积较慢时，生成黏度低的小滴，附在基体上后可充分融并，形成 SL 组织，如在此过程中有少数黏度高的小滴生成，则以此高黏度小滴形核并生长，形成

SC（光滑柱状）组织；沉积较快时，形成黏度大的小滴，近似固态粒子，沉积后移动能力差，散乱堆集成 ISO 结构；若条件适中，则可形成 RL 或 RC（粗糙柱状）组织。

在液滴机理中，尹洪峰等[44]研究了沉积温度、丙烯流量和系统总压等对沉积物形成的影响。根据晶体成核-生长理论，随着沉积温度的降低、系统压力的减小，热解炭的沉积模式逐渐由气相成核-生长进而形成液滴的机理向表面化学反应成核-生长模式转变。其明确提出，在反应物浓度和系统压力较低时，晶核形核势垒较高，难以在气相中形核并长大。这时非均相形核长大的势垒较低，很有可能在基体活性点上形核并长大。为此，Hu 等[47]根据基体表面吸附类型把热解炭沉积机理划分为两种不同的机制模型：①生长机制，热解炭通过在基面边缘的活性位上分子物种的化学吸附而生长；②成核机制，热解炭通过基体表面上稠环芳香烃（PAHs）的物理吸附而沉积，高沉积速率是成核机制的特征。Huttinger 等[48]认为，热解炭沉积可看成气相中均相反应和基体上异相反应之间竞争的结果。前者提供了越来越重的物种，后者导致了表面活性位上对物种的吸附，这种吸附遵从一个简单的机理：如果物种与活性位接触，就被化学吸附；否则，它就会形成较重的物种。

在前述的机理中，Tense[42]认为，碳氢化合物在热分解的同时发生着气相和多相反应。热解反应中生成的高分子缩合物在气相中均质形核并生长，最后成为炭黑颗粒。而 Guilleray[43]认为，碳氢化合物热解、缩合成高分子缩合物，并且相互碰撞构成聚集物，即液滴。这些液滴沉落在基体上之前，如果脱去足够多的氢而成为固体，就形成了炭黑颗粒。而尹洪峰等[44]却认为，液滴在气相中脱氢后沉积在基体表面则形成各向同性热解炭。由此可见，对于炭黑的认识并未统一。

在热解炭的化学气相沉积过程中，特别是当气体的停留时间比较长，或者气体进入反应器的降温段时，往往在气相中生成细小的固体颗粒。这些固体颗粒主要由碳元素组成，其中含有一定量的氢，通常称为烟炱（shoot）和炭黑。炭黑和烟炱两者在结构上相似，其主要成分都是直径小于 1μm 的由乱层结构组成的固体颗粒，炭黑中的氢都在表面碳原子发生化学吸附，质量分数都小于 0.5%。研究表明，在气相中形核并长大成为炭黑颗粒的前驱体主要包括聚乙炔、带电粒子和稠环芳香烃，而稠环芳香烃则是最主要的前驱体类型[49-52]。

烃类气体受热发生热解化学反应，炭黑颗粒的生成过程主要可以分为四部分：①气相中形核；②炭核"融并"；③炭颗粒表面生长；④炭颗粒相互聚集。化学气相沉积过程中生成的炭黑颗粒如果在沉积炉出口处聚集，这会严重影响正常的气体流动并且损害后续真空设备。如果在沉积炉内部高温区生成炭黑颗粒，甚至会沉积到热解炭材料内部，成为颗粒夹杂物，降低热解炭结构和力学性能。因此，炭黑的生成是有害的，在工艺上需要加以控制和减少生成量。相关研究表明，在热解炭沉积过程中，当炉压过高时会产生大量炭黑，因此把炉压降到一定程度以下可以避免炭黑的生成。而且通过保持分子碎片浓度低于过饱和度可对炭黑的生成进行抑制。

炭黑的存在对于热解炭的制备明显是不利的，应极力避免炭黑的生成。但是李克智等[53]研究化学气相沉积低温热解炭的微观组织结构与沉积模型时发现，低温热解炭由直径小于2μm的球形颗粒状炭组成，该球形颗粒状炭的核心是炭黑颗粒，中间层则为高织构热解炭，外层为中织构热解炭。在热解炭的高倍扫描电镜照片中发现，热解炭材料主要是由直径小于2μm的类球形颗粒状炭组成，它们无取向地堆积在一起。为了确定单个类球形颗粒状炭的内部结构，该研究采用透射电镜及选区电子衍射进行观察，结果如图3.20所示。

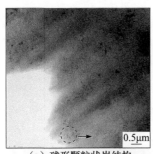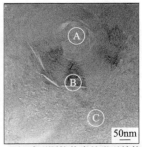

（a）球形颗粒状炭结构　　　（b）球形颗粒状炭的微观结构

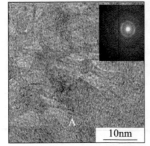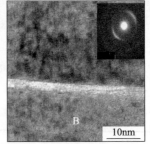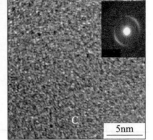

（c）球形颗粒状炭中A、B、C处的晶格条纹及选区电子衍射条纹

图 3.20　热解炭的 TEM 照片[53]

从图 3.20（b）中可以看出，球形炭颗粒主要由三种组织组成：中心为较粗糙的微小多边形颗粒状结构；中间层为光滑平整结构；最外层为颗粒更加细小的颗粒状结构。从图 3.20（c）中可以清楚地看出，A 处石墨微晶由多个片层堆叠而成，相互之间取向杂乱，形成复杂的交互缠绕结构；B 处的晶格条纹表现为长程有序、取向度高度一致、相互平行整齐排列，这说明中间层为高织构热解炭；最外层的晶格条纹则呈现为纤维状结构，表现为短程有序、长程无序状态，这说明最外层为中织构热解炭。相应的沉积机理如图 3.21 所示：首先前驱体裂解形成微小炭黑颗粒；其次在热壁式沉积炉内，气体滞留时间较短，抑制大分子稠环芳香烃的形成，却有利于线性小分子与芳香烃或多环芳香烃大分子间达到合适的比值，从而在炭黑颗粒外层有高织构热解炭的长大；然后随着沉积的进行，床层面积增大，A_S/V_R 比值增大，从而使得炭颗粒表面继续沉积中织构热解炭；最后是大量炭颗粒的聚集生长。

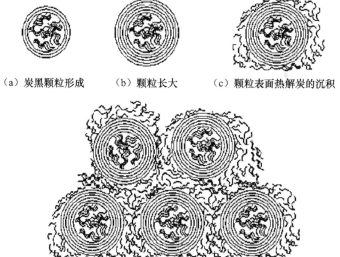

（a）炭黑颗粒形成　　　（b）颗粒长大　　　（c）颗粒表面热解炭的沉积

（d）几个颗粒的聚集

图 3.21　热解炭沉积过程示意图[53]

可见，对于炭黑颗粒在化学气相沉积制备热解炭中的作用并不十分清晰，有关化学气相沉积制备热解炭的机理，应继续深入研究。

3.5 本章小结

人工机械心脏瓣膜表面涂层要求采用含硅低温各向同性热解炭材料，一般采用流化床化学气相沉积工艺进行制备，但受沉积工艺参数的影响（主要包括前驱体气体性质、沉积温度、气体浓度、反应气体停留时间和基体表面积与前驱气体反应自由体积的比值 A_S/V_R 等），沉积得到的热解炭在偏光显微镜下的微观结构主要包括层状、各向同性、粒状或柱状结构[2]。如何控制化学气相沉积炉内产生各向同性热解炭的沉积条件，是成功制备出所需性能的各向同性热解炭材料的关键。本章介绍了人工机械心脏瓣膜用热解炭的制备原材料、流化床化学气相沉积反应装置，讨论了影响热解炭涂层结构的主要工艺因素，并针对烃类气体在气相中的化学反应，综述了热解炭的沉积机理。

参 考 文 献

[1] Hitchman M. Chemical Vapor Deposition. London: Academic Press, 1993

[2] Bokros J C. Chemistry and Physics of Carbon. New York: Marcel Dekker, 1969

[3] 刘树和, 白朔, 成会明. 热解炭. 炭素, 2005, 121(1): 14-22

[4] Je J H, Lee J Y. A study on the deposition of pyrolytic carbon from hydrocarbons. Carbon, 1984, 22(6): 563-570

[5] Lee J Y, Je J H, Ryu W S, et al. A study of the properties of pyrolytic carbons deposited from propane in a tumbling and stationary bed between 900 ℃ and 1230 ℃. Carbon, 1983, 21(6): 523-533

[6] Je J H, Lee J Y. A study on the deposition rate of pyrolytic carbon in a tumbling bed. Journal of Material Science, 1985, 20: 643-647

[7] Choon H O, Lee J Y, Oh S M. Mechanical properties of isotropic pyrolytic carbon deposited in a tumbling bed. Carbon, 1985, 23(5): 487-492

[8] Li Y Y, Nomura T, Sakoda A, et al. Fabrication of carbon coated ceramic membranes by pyrolysis of methane using a modified chemical vapor deposition apparatus. Journal of Membrane Science, 2002, 197(1-2): 23-25

[9] 杨宝林, 饶永生. 低温各向同性热解炭的沉积工艺. 新型炭材料, 1991, (3): 147-154

[10] Ergun S. Fluid flow through packed columns. Chemical Engineer Progress, 1952, 48(2):

89-94

[11] 金涌 , 祝京旭 , 等 . 流态化工程原理 . 北京 : 清华大学出版社 , 2001

[12] 李洪钟 , 郭慕孙 . 气固流化态的散式化 . 北京 : 化学工业出版社 , 2002

[13] Ely J L, Emken M R, Accuntius J A, et al. Pure pyrolytic carbon: Preparation and properties of a new material, On-X carbon for mechanical heart valve prostheses. Journal of Heart Valve Disease, 1998, 7(6): 626-632

[14] 张建辉 , 王根明 , 薛德胜 . C-L Ⅲ短柱机械人工心脏瓣膜的研制 . 中国生物医学工程学报 , 2003, 2(6): 527-532

[15] 钟华峰 . 人工机械心脏瓣膜热解炭的微观结构及性能研究 . 杭州 : 杭州电子科技大学硕士学位论文 , 2012

[16] Bokros J C. The structure of pyrolytic carbon deposited in a fluidized bed. Carbon, 1965, 3(1): 17-20

[17] 沈祖洪 , 郑国斌 , 陈新国 , 等 . CAD 与碳素 . 新型碳材料 , 1992, (2): 1-6

[18] 张建辉 . 人工心脏瓣膜瓣片热解碳涂层工艺 . 兰州铁道学院学报 (自然科学版), 2003, 22(6): 119-121

[19] Beautler H, Switzerland S, Ronald L. Low density pyrolytic carbon coating process: US 3682759. 1972

[20] Pauw V D, Kalhofer S, Gerthsen D. Influence of the deposition parameters on the texture of pyrolytic carbon layers deposited on planar substrates. Carbon, 2004, 42(2): 279-286

[21] López-Honorato E, Meadows P J, Xiao P. Fluidized bed chemical vapor deposition of pyrolytic carbon—I. Effect of deposition conditions on microstructure. Carbon, 2009, 47(2): 396-410

[22] 潘锡光 . 热解炭人造心脏瓣膜的研制 . 中国金属学会 1979—1980 年优秀论文选集 . 北京 : 冶金工业出版社 , 1983

[23] Bokros J C, Schwartz A S. Comments on a unifying coating parameter. Carbon, 1967, 5(1): 90-92

[24] Bokros J C. Carbon biomedical devices. Carbon, 1977, 15(6): 355-371

[25] Bokros J C. Deposition, structure and properties of pyrolytic carbon//Walker Jr. P L. Chemistry and Physics of Carbon. New York: Marcel Dekker, 1989

[26] 国井大藏 , 列文斯比尔 O . 流态化工程 . 北京 : 石油化学工业出版社 , 1977

[27] 杨宝林 , 卢永明 , 何洪涛 . 试论流化床沉积工艺控制要素之外的两要素 . 甘肃冶金 , 1999, 1: 42-46

[28] Zhang W G, Huettinger K J. Chemical vapor infiltration of carbon fiber felt: Optimization of

densification and carbon microstructure. Carbon, 2002, 40(14): 2529-2545

[29] Zhang D S, Li K Z, Li H J, et al. The influence of deposition temperature on the microstructure of isotropic pyrocarbon obtained by hot-wall chemical vapor deposition. Journal of Materials Science, 2011, 46(10): 3632-3638

[30] 张伟刚. 化学气相沉积——从烃类气体到固体碳. 北京: 科学出版社, 2007

[31] Becker A, Huettinger K J. Chemistry and kinetics of chemical vapor deposition of pyrocarbon—IV. Pyrocarbon deposition from methane in the low temperature regime. Carbon, 1998, 36(3): 213-224

[32] Frencklach M, Wang H. Modeling of soot particle formation//Bockhorn H. Soot Formation in Combustion. Berlin: Springer, 1994: 165-192

[33] Dong G L, Huettinger K J. Consideration of reaction mechanisms leading to pyrolytic carbon of different textures. Carbon, 2002, 40(14): 2515-2528

[34] Lieberman M L, Pierson H O. Effect of gas phase conditions on resultant matrix pyrocarbons in carbon/carbon composites. Carbon, 1974, 12(3): 233-241

[35] Hoffman W P, Vastol F J, Walker P L. Pyrolysis of propylene over carbon active sites—I. Kinetics. Carbon, 1985, 23(2): 151-161

[36] Hoffman W P, Vastol F J, Walker P L. Pyrolysis of propylene over carbon active sites—II. Pyrolysis products. Carbon, 1988, 26(4): 485-499

[37] Kotlensky W V. On the preferred orientation and degree of graphitization of compression annealed pyrolytic graphite. Carbon, 1971, 9(4): 523-524

[38] Kaae J L. The mechanism of the deposition of pyrolytic carbon. Carbon, 1985, 23(6): 665-673

[39] Jung H J, Lee J Y. How is pyrolytic carbon formed? Transmission electron micrographs which can explain the change of its density with deposition temperature. Carbon, 1984, 22(3): 317-319

[40] 石荣. 热解炭基炭/炭复合材料的组织与力学性质研究. 西安: 西北工业大学博士学位论文, 1997

[41] Lahaye J, Badie P, Ducre J. Mechanism of carbon formation during steam cracking of hydrocarbons. Carbon, 1977, 15(2): 87-93

[42] Tense P A. Chemistry and Physics of Carbon, Vol 19. New York: Marcel Dekker, 1979

[43] Guilleray J. Chemistry and Physics of Carbon, Vol 15. New York: Marcel Dekker, 1979

[44] 尹洪峰, 徐永东, 张立同. 热解条件对热解碳沉积模式和形貌的影响. 无机材料学报, 1999, 41(5): 769-774

［45］　孟广耀 . 化学气相淀积与无机新材料 . 北京 : 科学出版社 , 1984

［46］　崔志武 , 孙甬 . 超微粒子 . 沈阳 : 东北工学院出版社 , 1989

［47］　Hu Z J, Huettinger K J. Mechanisms of carbon deposition—A kinetic approach. Carbon, 2002, 40(4): 624-628

［48］　Benzinger W, Huettinger K J. Chemical vapor infiltration of pyrocarbon—II. The influence of increasing methane partial pressure at constant total pressure on infiltration rate and degree of pore filling. Carbon, 1998, 36(7-8): 1033-1043

［49］　Homan K H. Wagner H G. Some new aspects of the mechanism of carbon formation in premixed flames. Symposium (International) on Combust, 1967: 371-379

［50］　Calcote H F. Mechanisms of soot nucleation in flames—A critical review. Combust Flame, 1981, 42: 215-242

［51］　Haynes B S, Wagner H G. Soot formation. Progress in Energy and Combustion Science, 1981, 7(4): 229-273

［52］　Bockhorn H. Soot Formation in Combustion: Mechanisms and Models. Berlin: Springer, 1994

［53］　李克智 , 和永岗 , 等 . 化学气相沉积低温热解炭的微观组织结构与沉积模型 . 新型炭材料 , 2012, 27(2): 81-86

第4章 人工心脏瓣膜含硅热解炭涂层的微观结构

热解炭涂层的使用性能是由涂层本身的结构及其与使用环境的交互作用共同决定的，而涂层自身的结构和性质总是人们首先需要了解和加以控制的，它们是决定热解炭涂层使用性能的内因。鉴于目前尚未有人工心脏瓣膜含硅热解炭涂层微观结构的系统研究报道[1, 2]，本章首先利用准稳态流化床沉积工艺制备出用于人工心脏瓣膜的含硅热解炭涂层，然后对其微观结构进行表征和讨论，为国产人工心脏瓣膜的研发提供研究基础和技术支撑。

4.1 材料和方法

4.1.1 沉积装置和工艺

本实验采用化学气相沉积准稳态流化床沉积工艺，以丙烷为碳源、硅烷为硅源、氩气为稀释和载气、氧化锆空心球为床层粒子，直径25mm、厚度1.5mm的石墨圆片用细砂纸抛光处理后作为基体。利用高频感应加热炉圈将炉体加热至1250～1350℃。床层粒子在混合气体的吹动下在反应器内形成流态化，被加热的流化床中丙烷和硅烷发生热解，含硅热解炭沉积于悬浮在床中的基体之上，沉积到一定的厚度后停炉冷却至室温出炉[3]。

4.1.2 试样分析表征

从石墨基体试样上切割出10mm×5mm×1mm的热解炭片形试样，对其各表面研磨、抛光处理。

利用Bruker D8 Discover X射线衍射仪进行X射线衍射（XRD）分析。

利用Oxford INCA能谱仪（EDS）对试样中各元素的含量及其分布进行X射线能谱分析。

利用JSM-5610LV扫描电镜（SEM）观察试样抛光表面和自然断面。

从石墨基体的试样上切割出热解炭片状试样，经机械减薄后，再利用双面离子减薄制成透射电镜试样，利用JEM-2100透射电镜（TEM）观察试样的微观结构。

将涂覆有含硅热解炭层的石墨圆片沿径向切开，并对该截面进行研磨抛光处理，利用 XPV-203E 偏光显微镜对含硅热解炭涂层光学特征进行观察分析。

4.2　结　　果

4.2.1　X 射线衍射分析

图 4.1 是含硅热解炭涂层的 XRD 图谱。XRD 分析结果表明，涂层只含有乱层结构热解炭和 β 型碳化硅（β-SiC）两种物相。在碳的衍射峰中，（002）碳平面衍射峰较强但并不尖锐，其余的细小衍射峰不明显，符合乱层结构的特征。利用 Bragg 公式计算得出（002）碳平面的层间距 d_{002} 为 3.478Å，该值比石墨的 d_{002}（3.354Å）稍大一些。晶粒尺寸可以用 Scherrer 公式计算得出，垂直于碳层平面的晶粒尺寸 L_c 为 3.2nm，垂直于碳化硅 {111} 平面的晶粒尺寸为 10nm。晶粒尺寸小到一定程度会造成 X 射线衍射峰形宽化，内应力也导致衍射峰形宽化[4]，所以不能认为这些值是准确的晶粒尺寸，但是这些值确实反映出了晶粒尺寸的范围。试样中 β-SiC 的各峰相对强度与标准 β 型碳化硅粉末基本一致。这说明试样中 β-SiC 晶粒无规则取向分布。否则，在块状样品中取向晶粒增多，必然引起相应衍射峰强度增加，各衍射峰相对强度改变[5]。

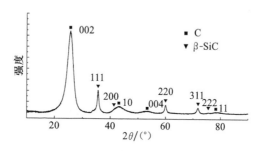

图 4.1　含硅热解炭涂层的 XRD 图谱

4.2.2　X 射线能谱分析

图 4.2（a）是使用 X 射线能谱仪检测的抛光表面随机选取微区的 SEM 照片。通过 EDS 分析发现，涂层只含碳和硅两种元素（图 4.2（b））。这和 XRD 物相分析结果相吻合。通过 EDS 元素定量分析可知，硅元素含量是 6.48%（质量分数）。从图 4.2（c）和（d）两种元素的面分布图可以看出，两种元素分布都很均匀，也可以说 β-SiC 均匀地分散在连续相的热解炭之中。

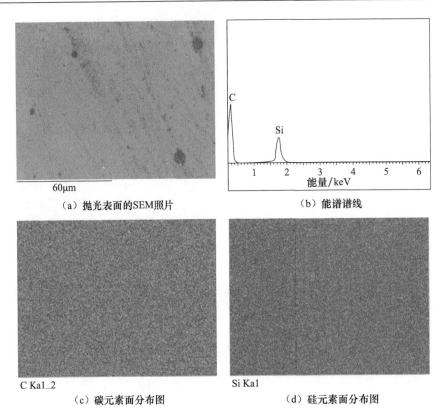

（a）抛光表面的SEM照片　　　　　　　　（b）能谱谱线

C Ka1_2　　　　　　　　　　　　　　　　Si Ka1

（c）碳元素面分布图　　　　　　　　　（d）硅元素面分布图

图 4.2　含硅热解炭的能谱仪分析结果

4.2.3　扫描电镜分析

图 4.3 是试样抛光表面和自然断面的 SEM 照片。从图 4.3（a）中可以看出，含硅热解炭涂层抛光表面有一些微孔分布在材料中，这些微孔均为闭合孔洞，孔洞直径约为 0.1～1μm。而从图 4.3（b）中的断口形貌可以看出，涂层材料主要由球形颗粒状结构组成，颗粒直径为 300nm～1μm，它们无取向地堆积在一起，球形颗粒之间由片层状结构紧密相连。闭合孔洞是在沉积过程中由球形颗粒结构堆积而成的。因为使用的 JSM-5610LV 钨灯丝扫描电镜不能用以获得二次电子成分衬度像[6]，因此这两张图片只反映了试样的形貌特征，而没有反映出 β-SiC 的分布情况。但是，由于涂层中 β-SiC 含量较低，所以可以认为球形颗粒状和片层状结构主要是热解炭材料。

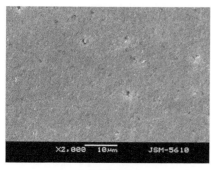
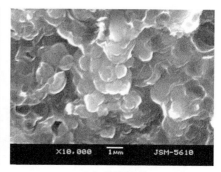

（a）抛光表面　　　　　　　　　　　（b）自然断面

图 4.3　含硅热解炭的 SEM 照片

4.2.4　透射电镜分析

图 4.4 是含硅热解炭涂层的 TEM 照片。图 4.4（a）中明显可以看出两种类型的晶格条纹，一种是排列比较规则的 β-SiC，图中标出了一个 β-SiC 晶粒（晶粒直径约为 8nm），另一种是有一定扭曲的乱层结构热解炭。受

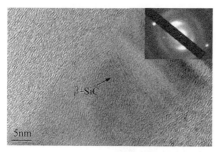
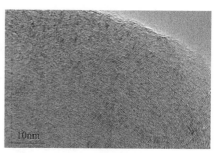

（a）球形颗粒内部　　　　　　　　　　（b）球形颗粒边缘

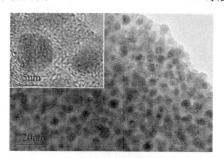

（c）β-SiC晶粒的集聚

图 4.4　含硅热解炭涂层的 TEM 照片

TEM 制样条件的限制，本实验所用试样的最终减薄区域较小，不足以观察到整个球形颗粒的微观结构。但从一些球形颗粒边缘照片可以推测出，碳层平面的取向是沿着球形颗粒的圆周方向，即趋向于同心环排列（图 4.4（b））。在有些位置发现 β-SiC 晶粒集聚现象（图 4.4（c）），图中球形微粒均为 β-SiC 晶粒，晶粒直径约 6～8nm，分布无规则取向。这些 β-SiC 的晶粒尺寸和无规则取向分布都与 XRD 分析结果相吻合。图 4.4（c）左上角为其局部放大图像，明显可以看出 β-SiC 晶粒之间由乱层结构紧密相连。

4.2.5　偏光显微镜分析

图 4.5 是含硅热解炭涂层的偏振光照片。仅使用偏光显微镜中的起偏镜而不使用检偏镜观察试样，图 4.5（a）中较暗部分为基体石墨，其组织较为疏松，相对较为致密且分布有一些微孔的较亮部分为含硅热解炭涂层。闭合孔洞分布比较均匀，但也存在一些较大孔洞。观察涂层抛光截面，转动试样发现反射光强无变化，即无任何生长特征和双反射现象[7]，表现出各向同性特征。

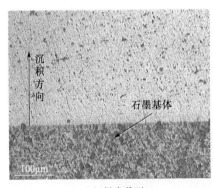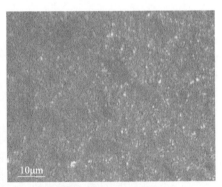

（a）抛光截面　　　　　　　　　　　（b）正交偏光下抛光截面

图 4.5　含硅热解炭涂层的偏振光照片

将试样置于偏光显微镜下，调节起偏器和检偏器呈正交状态，发现试样表面有很多小亮点（图 4.5（b））。然后固定试样的某一位置旋转一周，发现亮点处光强无变化。由 XRD 分析结果可知试样只有两种物相，而热解炭主要以球形颗粒状存在，呈各向同性，即正交偏光下消光；且 TEM 观察发现 β-SiC 晶粒有明显集聚现象。因此，可以确定这些亮点就是 β-SiC 晶粒集聚体。从图中可以看出颗粒尺寸大小不一，个别颗粒尺寸较大（1～

2μm），但整体分布较均匀。亮度不随旋转角变化的暗处，主要是各向同性热解炭材料，由于光学显微镜分辨能力的局限性，无法确认是否存在少量零散 β-SiC 晶粒。

4.3　讨　　论

4.3.1　准稳态流化床沉积工艺

含硅热解炭涂层的结构受很多因素影响，其中床层面积（即床层粒子表面积和基体表面积之和）对涂层结构的影响较大。流化床中床层粒子表面积以两种重要方式影响沉积：一是在热解区搅动混合气，使混合更加均匀，也使基体上的涂层较为均匀；二是作为热传递媒介，把从炉壁吸收的辐射热能传递给混合气。在普通流化床中，从沉积一开始床层粒子就在增大，涂上的涂层越厚，床层面积也越大。最后，床层面积可能是初始床层面积的很多倍。这会影响热解物浓度和沉积速率，而后者又影响涂层的结构[8]。本研究采用化学气相沉积准稳态流化床沉积工艺，在沉积过程中，移出一部分长大的床层粒子，同时增添新的粒子以保持床层面积的稳定，这就是准稳态流化床沉积工艺。这种工艺基本上能够保证沉积过程的动态平衡，从而制得均匀致密各向同性含硅热解炭材料。

4.3.2　沉积机理

对于化学气相沉积工艺制备出的热解炭材料人们提出了许多沉积机理[9, 10]，但是由于沉积过程的复杂性，还没有取得一致的意见。Kaae[11]认为，在高浓度的反应气体中，热解炭的沉积速率高。经过反复的分解聚合反应，发生气固相转变，气相中形核并长大生成大量球状的固态粒子，这些固态粒子沉积到基体表面，然后通过粒子间低分子的炭化作用黏结到一起，形成不规整的热解炭结构。本实验制备的含硅热解炭主要由球形颗粒状结构组成，球形颗粒结构之间由片层状结构紧密相连，偶尔会形成孔洞。β-SiC 晶粒无规则取向地分布在热解炭中。根据材料的结构特征，对含硅热解炭沉积机理的推测如下：碳源和硅源首先在气相中形核并长大生成大量的球状热解炭粒子和 β-SiC 晶粒，然后这些热解炭粒子和 β-SiC 晶粒沉积到基体表面，通过颗粒之间低分子的炭化作用黏结到一起，最终生成含硅热解炭涂层。在热解炭和 β-SiC 形核并长大的过程中，由于碳源浓度较高热解炭颗粒生长较快，硅源浓度较低 β-SiC 晶粒生长较慢，一部分 β-SiC 晶粒附着在热解炭颗粒表面，接着被继续生长的热解炭颗粒包覆在其内部。球形颗粒在沉积的过程中会因相互搭接而形成一些孔洞。

4.3.3　乱层结构

乱层结构结晶度较低，在碳层平面内或层与层之间可能存在一些缺陷，如五元环、空穴、杂原子和层间缺陷等。因此，碳平面实际上不是平面，而是连续的曲面。数目不等的碳平面大致相互平行和大致等间距地堆积在一起，构成热解炭材料的微观结构组织（堆垛高度 L_c）[12]。每个微观结构组织内部碳层平面间的堆积完全没有规则性，仅仅是平行堆积而已，可以说是二维有序三维无序的结构。这也正是（hk）衍射线非对称且宽化的原因[13]。

4.3.4　涂层中的 β-SiC

在热解炭中掺入适量的硅（4%～12%（质量分数）），以 β-SiC 晶体形式分散于连续碳基质中既不明显降低其抗凝血性能又可提高其硬度和耐磨性[3]。本章涂层试样中硅元素含量（6.48%（质量分数））比较适中，应该有较好的耐磨性。但是，β-SiC 晶粒在微观尺度内的集聚是否对涂层性能有影响还不清楚。β-SiC 晶粒发生集聚可能是由炉内硅源气体分布不均导致的。因此，β-SiC 的均匀性对涂层性能的影响及其集聚的成因都有待于进一步研究。

4.4　本章小结

由于含硅热解炭微观结构相当复杂，需要使用多种表征手段。

（1）XRD 分析发现，涂层只有乱层结构热解炭和 β-SiC 两种物相。由 EDS 分析可知，涂层中硅和碳元素均匀分布，其中硅元素含量为 6.48%（质量分数）。

（2）SEM 观察表明，涂层主要由直径为 300nm～1μm 的球形颗粒状炭结构组成，球形颗粒之间由片层状炭结构紧密相连，偶尔会形成闭合孔洞（直径为 0.1～1μm）。

（3）TEM 观察表明，球形颗粒内热解炭的碳层平面趋向于同心圆环排列，晶粒直径为 6～8nm 的 β-SiC 晶粒无规则取向分布且存在微观尺度的集聚现象。

（4）单偏光下无双反射现象呈现出各向同性特征，正交偏光下也验证了 β-SiC 晶粒存在微观尺度的集聚现象。

这些结构特征决定了含硅热解炭涂层均匀致密、宏观各向同性。然而，对于涂层材料中球形颗粒结构内部 β-SiC 的分布和热解炭的碳层平面取向，还有待于今后继续研究。

参 考 文 献

［1］ Kaae J L, Wall D R. Microstructural characterization of pyrolytic carbon for heart valves. Cells and Materials, 1996, 6(4): 281-290

［2］ López-Honorato E, Meadows P J, Xiao P. Fluidized bed chemical vapor deposition of pyrolytic carbon—I. Effect of deposition conditions on microstructure. Carbon, 2009, 47(2): 396-410

［3］ Ely J L, Emken M R, Accuntius J A, et al. Pure pyrolytic carbon: Preparation and properties of a new material, On-X carbon for mechanical heart valve prostheses. Journal of Heart Valve Disease, 1998, 7(6): 626-632

［4］ 骆军, 朱航天, 梁敬魁. 晶粒尺寸和应变的 X 射线粉末衍射法测定. 物理, 2009, 38(4): 267-275

［5］ 孙红婵, 李树奎, 于小东, 等. 化学气相沉积高纯钨的择优取向与性能研究. 稀有金属材料与工程, 2010, 39(8): 1415-1418

［6］ 徐军, 陈文雄, 张会珍. 高分辨二次电子像中的成分衬度. 电子显微学报, 1996, 15(6): 535

［7］ 张纯, 李继红. 用可见光双反射法测定热解石墨的各向异性因子. 清华大学学报 (自然科学版), 1998, 38(7): 15-17

［8］ 杨宝林, 饶永生. 低温各向同性热解炭的沉积工艺. 新型炭材料, 1991, (Z1): 147-154

［9］ Oberlin A. Pyrocarbons (review). Carbon, 2002, 40(1): 7-24

［10］ 刘树和, 白朔, 成会明. 热解炭. 炭素, 2005, 121(1): 14-22

［11］ Kaae J L. The mechanism of the deposition of pyrolytic carbons. Carbon, 1985, 23(6): 665-673

［12］ 张伟刚. 化学气相沉积——从烃类气体到固体碳. 北京: 科学出版社, 2007

［13］ 稻垣道夫, 中沟实, 白石稔, 等. 石墨化度的评价. 炭素技术, 1991, (5): 38-43

第5章　用选区电子衍射法测定人工机械心脏瓣膜热解炭的择优取向度

热解炭是目前应用于人工机械心脏瓣膜的主要材料之一[1]。热解炭由流化床化学气相沉积工艺制备而成，而在沉积过程中，热解炭极易形成择优取向，伴随择优取向的存在，材料则呈现出各向异性。应用于人工心脏瓣膜的热解炭涂层，则要求是高密度各向同性炭，虽然各向异性热解炭也抗血栓，但当基体的形状复杂时，在沉积完热解炭后，从高温冷却时会因择优取向的存在而产生热应力，不仅影响涂层与基体的结合强度，而且也影响涂层本身的机械强度[2]。因此，对热解炭材料择优取向度定量测定方法的研究是一项有意义的工作。

测定热解炭择优取向的方法有很多。偏振光的双反射现象和消光角法广泛应用于碳/碳复合材料[3-5]，现在出现的数字光度测定程序可以更高精度地测定消光角[6]。早期使用 X 射线照相法用底片摄取（002）衍射环，再计算出培根各向异性因子（Bacon anisotropy factor, BAF）[7, 8]来表征热解炭材料的择优取向。后来通过探测器测量衍射线强度来绘制方向函数（orientation function）曲线，进而计算 BAF[5, 9, 10]。拉曼光谱可进行微区（直径约为 1μm 的区域）分析热解炭的各向异性[11]。分析热解炭的结构和择优取向最有力的工具是透射电镜（TEM）[12, 13]，选区电子衍射（SAED）可以用来定量分析热解炭的择优取向[3, 14, 15]。

鉴于目前尚未有使用选区电子衍射法分析人工机械心脏瓣膜热解炭涂层择优取向的研究报道，本章利用该方法对人工机械心脏瓣膜含硅热解炭涂层中的热解炭进行择优取向度的分析，以期为国产人工心脏瓣膜的研发提供基础研究。

5.1　实　　验

5.1.1　热解炭择优取向测定方法

利用透射电镜可以测定热解炭的取向角，从而定量表征其织态结构[16]。热解炭的选区电子衍射图谱经过数字化处理后可发现，其强度随着方位角的变化呈现一定分布，并且热解炭的织态结构越高即择优取向度越高，强度峰就越尖锐，反之就越宽化。因此，可用强度峰的半高宽（full width at half maximum, FWHM）定量表示热解炭的择优取向度，称为取向角（orientation angle, OA）。根据取向角的不同，热解炭可划分为四类：各向同性（OA=180°）、低织构（80°≤ OA ≤ 180°）、中织构（50°≤ OA ≤ 80°）和高织构（OA < 50°）[17]。图 5.1 是利用透射电镜电子衍射技术测定热解炭取向角示意图。本章采用自制的程序，通过数字图像处理方法，首先确定衍射图谱中（002）衍射环所在的测试圆，该测试圆的圆心应与透射束斑中心重合；然后测量围绕测试圆的亮度值，绘制出以衍射环亮度值为纵坐标，以方位角为横坐标的曲线；接着对曲线两个峰进行基线校正和高斯拟合；最终两峰半高宽的平均值为该衍射图谱所对应的取向角。

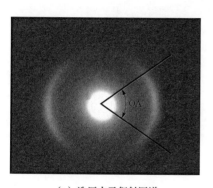 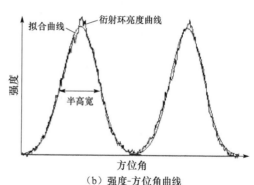

（a）选区电子衍射图谱　　　　　　（b）强度-方位角曲线

图 5.1　利用透射电镜电子衍射技术测定热解炭取向角示意图

5.1.2　试样制备

本实验采用化学气相沉积准稳态流化床沉积工艺，以丙烷为碳源、硅烷为硅源、氩气为稀释和载气、氧化锆空心球为床层粒子，直径 25mm、厚度 1.5mm 的石墨圆片用细砂纸抛光处理后作为基体。利用高频感应加热炉圈将炉体加热至 1250～1350℃，床层粒子在混合气体的吹动下在反应器内形成流态化，被加热的流化床中丙烷和硅烷发生热解，含硅热解炭沉积于悬浮在床中的基体之上，沉积到一定的厚度后停炉冷却至室温出炉[18]。从石墨基体的试样上切割出热解炭片状试样，经机械减薄后，利用双面离子减薄制成透射电镜试样。

5.2　结果和讨论

5.2.1　含硅热解炭涂层的扫描电镜观察结果

　　在分析热解炭的择优取向之前，有必要先了解一下本实验所测试样的结构形貌特征。图 5.2 是含硅热解炭涂层自然断面的 SEM 照片。可见，本实验所用涂层主要由球形颗粒状结构组成，颗粒直径为 300～1000nm，它们无取向地堆积在一起，球形颗粒之间由片层状结构紧密相连。

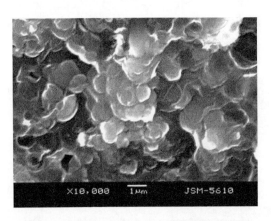

图 5.2　含硅热解炭涂层自然断面的 SEM 照片

5.2.2　试样取向角测定

　　利用 JEM-2100 透射电镜分析试样的择优取向。通过选区电子衍射图谱测定取向角，需要注意的是选区大小对取向角的影响。为了说明这一点，本实验在试样同一位置选用不同选区面积得到选区电子衍射图谱。图 5.3 是选区大小对取向角的影响。其中，图 5.3（a）是涂层试样的 TEM 照片，图中明显看出是球形颗粒，而且图中标出了三个选区 SA1、SA2 和 SA3，它们的直径分别为 190nm、700nm 和 1360nm；图 5.3（b）～（d）分别为与这三个选区对应的电子衍射图谱；图 5.3（e）是由这三个衍射图谱分别绘制而成的强度-方位角曲线。随着选区由 SA1 增大到 SA3，衍射强度曲线宽化，相应的取向角由 79°增大到 105°。因此，热解炭取向角的讨论需结合选区面积大小才有意义。其中，SA3 曲线的最大强度和最小强度差已经很小，在衍射图谱中用肉眼几乎看不出衍射环上的强度差，可以说已经很接近于各向同性。

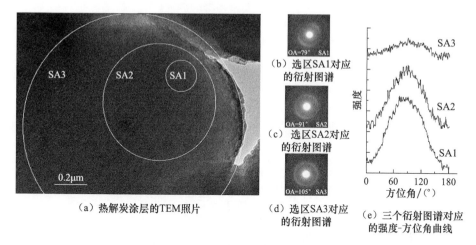

（a）热解炭涂层的TEM照片

（b）选区SA1对应的衍射图谱

（c）选区SA2对应的衍射图谱

（d）选区SA3对应的衍射图谱

（e）三个衍射图谱对应的强度-方位角曲线

图 5.3　选区大小对取向角的影响

　　图 5.4 是热解炭球形颗粒边缘处的选区电子衍射。图 5.4（a）为涂层试样的 TEM 照片，图中标出四个颗粒边缘位置处的选区，四个选区直径均为 190nm；图 5.4（b）～（e）分别为与四个选区对应的衍射图谱。从这些图谱可以看出，四个位置芳香碳平面的择优取向方向分别平行于各自颗粒表面。四个位置的选区面积大小相同，但取向角最大相差 8°，可见确定某种热解炭的择优取向度时，取向角应取选区大小相等的大量随机区域衍射图谱的平均值才具有统计学意义。本实验中以 190nm 为选区直径随机测定试样的 10 个

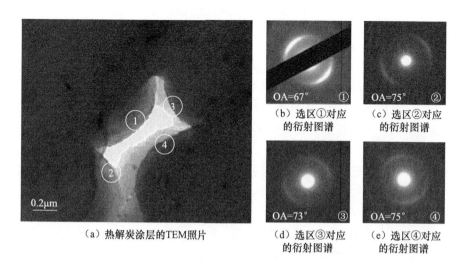

（a）热解炭涂层的TEM照片

（b）选区①对应的衍射图谱

（c）选区②对应的衍射图谱

（d）选区③对应的衍射图谱

（e）选区④对应的衍射图谱

图 5.4　热解炭球形颗粒边缘处的选区电子衍射

位置，计算得出取向角的平均值为 72°。

　　需要特别指出的是，在两个炭颗粒边界处获得的衍射图谱。图 5.5 是两个球形颗粒边界处的选区电子衍射。图 5.5（a）为涂层试样的 TEM 照片，图中选区 SA4 的直径为 260nm，左上角的插图为与之对应的衍射图谱。图谱中出现两对衍射弧，即有两个择优取向方向。图 5.5（b）为此炭颗粒边界处的高分辨照片，明显可以看出图中的晶格排列，左上侧择优取向于 A 方向，右侧择优取向于 B 方向，中间交界部分较为混乱。A 方向和 B 方向，与图 5.5（a）中衍射图谱两对衍射弧相对应，且分别平行于两个炭颗粒表面。此外，由于本章试样中含有少量的碳化硅，衍射图谱中除（002）衍射环还出现了明显的亮斑。这些亮斑由单晶碳化硅产生，图 5.5（a）中选区 SA4 内的较暗部分就是碳化硅。

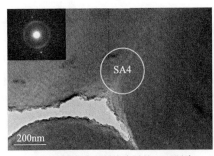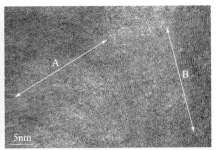

　（a）热解炭球形颗粒边界的TEM照片　　　　（b）热解炭球形颗粒边界的TEM高分辨照片

图 5.5　热解炭球形颗粒边界处的选区电子衍射

5.2.3　讨论

　　前文所述的取向角随选区面积增大而增大，但究其原因还是受涂层结构的影响。正是图 5.2 所示的球形颗粒结构及其尺寸决定了取向角要随选区面积大小而变化，并且影响着涂层整体的择优取向度。通常认为单个的球形颗粒内芳香碳平面择优取向方向平行于颗粒表面，由于其球对称性每个球形颗粒都是各向同性的实体；而片层状炭结构没有这种对称性，可能导致一定的择优取向，球形颗粒与片层状炭的体积比决定了涂层整体的择优取向度[13, 19]。图 5.3 中 SA1 选区是在颗粒内部一个较小区域，SA3 选区几乎覆盖了整个颗粒。选区增大时参与衍射的样品体积增大，此时取向角也会随之增大。SA3 选区所得的衍射图谱中虽然（002）衍射环为一个通环，但是整个环上的强度值仍稍有差别。这说明该区域内所有方向的晶粒取向都存在，但是仍存在轻微的择优取向。如果选区增大到覆盖多个颗粒，则相应的取向角将更接近于 180°，甚至等于 180°。另外，从图 5.2 可以看出，试样中层状炭所占体积比很小，因此可以认为本实验所用热解炭涂层整体呈现各向同性。

应用于人工心脏瓣膜的涂层要求是高密度各向同性热解炭[2]，此各向同性是指涂层整体没有择优取向。通常晶粒间微孔是导致低密度热解炭的主要原因[13]，也就是说，热解炭局部区域内（前文直径为 190nm 的选区或者更小的区域内）择优取向度越低，密度便越低；局部区域内择优取向度过高的同时，整个涂层内片层状炭所占体积比会增大[12]，进而导致涂层整体呈现各向异性。总之，人工心脏瓣膜涂层的局部区域内择优取向度不宜过高，也不宜过低。局部区域内的择优取向对涂层整体性能的影响尚不清楚。

5.3　本 章 小 结

（1）通过选区电子衍射图谱测定取向角来定量地表征热解炭涂层择优取向度的方法，可以有效地分析热解炭的择优取向。取向角的大小直接反映了热解炭芳香碳平面的择优取向度，取向角越大，则择优取向度越低。

（2）人工心脏瓣膜热解炭涂层主要由直径为 300～1000nm 的球形颗粒状结构组成，片层状结构所占体积比很小。在局部区域（直径为 190nm 的选区）内热解炭涂层的平均取向角为 72°，并且球形颗粒内芳香碳平面的择优取向方向平行于颗粒表面。球形颗粒状结构决定了涂层的取向角随选区面积的增大而增大，而球形颗粒较高的体积比又将进一步导致热解炭涂层整体呈现各向同性。

参 考 文 献

［1］　Ahmad K A, Ahmad F A, Balendu C V, et al. Prosthetic heart valves: Types and echocardiographic evaluation. International Journal of Cardiology, 2007, 122(2): 99-110

［2］　Bokros J C. Coated article and method for making same: US, 3676179. 1972

［3］　Bourrat X, Trouvat B, Limousin G, et al. Pyrocarbon anisotropy as measured by electron diffraction and polarized light. Journal of Materials Research, 2000, 15(1): 92-101

［4］　Bortchagovsky E G, Reznik B, Gerthsen D, et al. Optical properties of pyrolytic carbon deposits deduced from measurements of the extinction angle by polarized light microscopy. Carbon, 2003, 41(12): 2430-2433

［5］ 张纯, 李继红. 用可见光双反射法测定热解石墨的各向异性因子. 清华大学学报 (自然科学版), 1998, 38(7): 15-17

［6］ Reznik B, Gerthsen D, Bortchagovsky E G. An improve method for angular-resolved characterization of the optical anisotropy of pyrolytic carbon. Journal of Microscopy, 2006, 224(3): 322-327

［7］ Bacon G E. A method for determining the degree of orientation of graphite. Journal of Applied Chemistry, 1956, 6: 477-481

［8］ Bokros J C. Absorption factors for a modified bacon preferred-orientation technique. Carbon, 1965, 3: 167-174

［9］ 高树本, 侯芸. 碳素材料择优取向度 BAF 的测定. 宇航材料工艺, 1982, (3): 1-7

［10］ Tassone G. Bacon anisotropy factor measurements on PyC by X-ray diffractometry. Carbon, 1970, 8(3): 387-388

［11］ Vallerot J M, Bourrat X, Mouchon A, et al. Quantitative structural and textural assessment of laminar pyrocarbons through Raman spectroscopy, electron diffraction and few other techniques. Carbon, 2006, 44(9): 1833-1844

［12］ López-Honorato E, Meadows P J, Xiao P. Fluidized bed chemical vapor deposition—I. Effect of deposition conditions on microstructure. Carbon, 2009, 47(2): 396-410

［13］ Kaae J L. Microstructures of isotropic pyrolytic carbons. Carbon, 1975, 13(1): 55-62

［14］ Pauw V D, Kalhofer S, Gerthsen D. Influence of the deposition parameters on the texture of pyrolytic carbonlayers deposited on planar substrates. Carbon, 2004, 42(2): 279-286

［15］ Meadows P J, López-Honorato E, Xiao P. Fluidized bed chemical vapor deposition of pyrolytic carbon—II. Effect of deposition conditions on anisotropy. Carbon, 2009, 47(1): 251-262

［16］ 张伟刚. 化学气相沉积——从烃类气体到固体碳. 北京: 科学出版社, 2007

［17］ Reznik B, Huttinger K J. On the terminology for pyrolytic carbon. Carbon, 2002, 40(4): 621-624

［18］ Ely J L, Emken M R, Accuntius J A, et al. Pure pyrolytic carbon: Preparation and properties of a new material, On-X carbon for mechanical heart valve prostheses. Journal of Heart Valve Disease, 1998, 7(6): 626-632

［19］ Kaae J L. The mechanism of the deposition of pyrolytic carbons. Carbon, 1985, 23(6): 665-673

第6章 热处理对人工心脏瓣膜热解炭力学性能的影响

在各向同性热解炭的力学性能中，杨氏模量和弯曲强度是其中两个重要的性能参数，通过对它们的测定可以明确材料抵抗弹性变形能力大小的尺度以及抵抗弯曲不断裂的能力[1]；另外，热处理工艺可以影响材料的微观结构，改善材料内部的残余应力分布，对热解炭的力学性能也会有一定程度的影响。

本章通过对人工心脏瓣膜各向同性热解炭材料进行热处理，利用三点弯曲实验测量材料的杨氏模量和弯曲强度，并在偏光显微镜下观察热处理前后材料抛光表面的微观结构，分析热处理过程中材料孔隙率的变化以及热处理对材料力学性能的影响。

6.1 实　　验

6.1.1 材料制备

各向同性热解炭是采用化学气相沉积工艺，使碳氢化合物在1350℃温度下热分解，生成半液态的炭黑状的微滴，在气体流化床中，于直径25mm、厚度1.5mm的石墨基体表面沉积的产物。

6.1.2 热处理

将沉积完毕的各向同性热解炭放回沉积装置中进行热处理，升温至1350℃，通入氩气防止其氧化，保温1h，然后随炉冷却。

6.1.3 三点弯曲实验

将各向同性热解炭涂层从石墨基体上割下，经金刚石低速锯切割成8mm×3.6mm×0.5mm的矩形截面样品，对其各表面研磨、抛光处理。准备这样的5个样品，依次编号，其中3、4、5号样品在实验前已接受热处理。由于各向同性热解炭材料制备工艺的特殊性，材料的厚度只能制备到1~2mm，无法满足标准三点弯曲样品的要求，因此实验仪器选用H5K-S型纤维力学性能测试仪。

实验程序遵循 GB/T 14452—1993《金属弯曲力学性能试验方法》，实验时样品放在模具中，支点为直径 1mm 的圆柱，跨度为 7mm，跨度与样品厚度的比值为 14，加载压头运动速率为 10mm/min。抗弯强度（σ）与杨氏模量（E）计算公式为[2]

$$\sigma = \frac{3F_{\max}L_0}{2bd^2} \tag{6.1}$$

$$E = \frac{F_{\max}L_0^3}{4bd^2\delta} \tag{6.2}$$

式中，$F_{\max}$ 为临界载荷；L_0 为跨度；b 为试样宽度；d 为试样厚度；δ 为试样中点在竖直方向的挠度。

6.1.4　抛光表面显微观察

利用 XPV-203E 偏光显微镜，观察未热处理与热处理后的各向同性热解炭抛光表面微观形貌。

6.2　结　　果

三点弯曲实验中，热处理前后各向同性热解炭样品的施加载荷 F 与中点挠度 δ 曲线如图 6.1 和图 6.2 所示。从图 6.1 和图 6.2 中可以看出，样品发生断裂之前，施加载荷与挠度之间呈明显的线性关系，整个过程的变形量非常微小；而且，当载荷施加到一定程度时，样品突然发生断裂，无屈服现象，

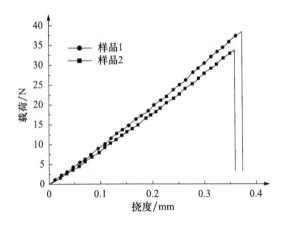

图 6.1　热处理前样品的载荷（F）-挠度（δ）曲线

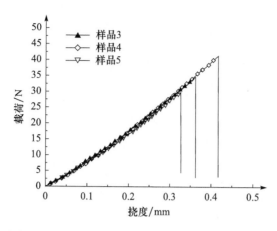

图 6.2　热处理后样品的载荷（F）- 挠度（δ）曲线

显示了脆性断裂的显著特征，证明热解炭是一种典型的脆性材料。具体的测试结果如表 6.1 所示。

表 6.1　各向同性热解炭三点弯曲测试数据

样品		断裂载荷 F/N	载荷挠度比 F/δ	杨氏模量 E/GPa	弯曲强度 σ/MPa
未热处理	1	33.76	95.6	17.7	387.2
	2	38.37	104.2	17.0	401.6
热处理	3	41.27	101.9	16.7	434.3
	4	34.65	96.6	14.7	348.0
	5	29.83	91.4	16.5	335.4

　　根据式（6.2）以及表 6.1 可以看出，杨氏模量与曲线斜率成正比。各向同性热解炭的杨氏模量测量值，未热处理样品平均值约为 17.4GPa，热处理后样品平均值略降低到 15.9GPa 左右。与其他脆性材料相似，热解炭样品的弯曲强度分布具有明显的分散性，这主要是由材料内部和表面缺陷分布引起的[3]，弯曲强度测量值范围为 335~435MPa；此外，比较热处理前后样品弯曲强度大小，可以得到，经过热处理之后，弯曲强度并没有显著的变化。

　　通过 XPV-203E 偏光显微镜观察热处理前后样品的抛光表面微观结构，如图 6.3 所示。

　　图 6.3（a）和（b）分别为热处理前和热处理后的各向同性热解炭样品的抛光表面偏光显微镜照片。从图 6.3 中可以看出，各向同性热解炭材料内部分布着大量的孔，这些孔根据形成方式和尺寸可分为两种：一种是球状颗

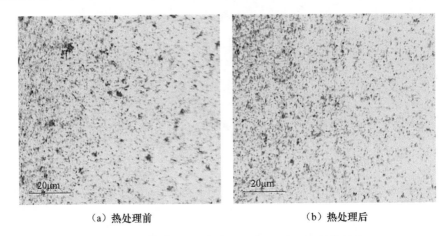

　　　　　　（a）热处理前　　　　　　　　　　　　　（b）热处理后

图 6.3　各向同性热解炭样品抛光表面偏光显微镜照片

粒沉积过程中互相之间形成的缝隙，尺寸较大（图 6.3 中黑点）[4]；另一种是颗粒内部晶粒之间的微孔，尺寸较小，难以观察到[5]。

　　将图 6.3（a）和（b）进行对比可以发现，未经过热处理的材料中分布着一些粗大的孔，它们大小不一，分布不均；经过热处理之后，孔隙结构发生变化，一些大尺寸的孔消失，孔隙密度有所增加，孔的尺寸和分布也变得更加均匀。

6.3　讨　　论

　　各向同性热解炭的力学性能与涂层微观结构之间有密切的关系，由于组成材料的主要结构单元是球形颗粒炭结构，所以材料的宏观性能表现为各向同性性质[6]。另外，与传统的炭材料相比较，如 IG-110 静压石墨（杨氏模量为 9.97GPa，抗弯强度为 34.7MPa）[6]，热解炭具有较高的杨氏模量和弯曲强度，但是比起医学上应用的某些硬质合金，如外科手术上用到的不锈钢和钛合金[7]，热解炭的杨氏模量和弯曲强度又显得略低。此外，通过热处理前后两组样品所测结果对比，不难看出，热处理样品的杨氏模量比未热处理样品的值要低，而弯曲强度则没有较大差别，这种力学性能的差异很可能与热处理引起的材料内部孔隙结构变化有关。

　　在热处理过程中，各向同性热解炭材料孔隙结构变化可能是由以下因素引起的[8]：一是碳原子在热处理过程中进行了重排，颗粒状和片层状炭结构内部的石墨片层晶粒尺寸长大并且排列更加整齐，同时可能发生颗粒状和片层状炭结构的部分融合，使大孔在数量上和体积上减少，同时可能产生小尺寸的孔隙；二是材料中残留的一定量的氢原子在热处理过程中从材料内释放出来，也能使炭结构发生重排；三是热处理过程中，升温和降温可使颗粒的内外层之间膨胀和收缩不均匀产生微小裂纹，生成新的孔隙。热处理过程改变了材料的晶体结构和微观孔隙结构，从而改变了材料的力学性能。

各向同性热解炭的杨氏模量是材料内部原子间结合力的一种量度，本身受晶体结构、晶格振动等微观因素的制约。对于结构相同的同质材料，杨氏模量会随着原子间距的减小而增大[8]。材料经过热处理后，内部孔隙密度增加，单位体积下的孔隙数目增多，碳原子间距变大，结合力降低，致使材料杨氏模量值降低。

另外，各向同性热解炭经过热处理后，大尺寸孔隙数目减少，孔隙分布变得均匀，残余应力得到释放，理应提高材料的弯曲强度，但同时材料内部孔隙总数目增大，可作为材料断裂的裂纹源增多，致使弯曲强度降低[9]。这两种作用互为消长，使得热处理之后，材料的弯曲强度并未有明显改变。

6.4　本章小结

（1）各向同性热解炭弯曲断裂时只产生微小线弹性变形，载荷施加到一定程度时突然断裂，无屈服现象，证明各向同性热解炭是一种典型的脆性材料。

（2）实验测得各向同性热解炭的杨氏模量约为17.4GPa，经过热处理后下降到15.9GPa；弯曲强度测量值分布具有明显分散性，范围为335～435MPa，热处理前后没有显著变化。

（3）材料经过热处理后，内部孔隙结构发生改变，孔的尺寸和分布变得均匀，部分较大的孔消失，孔隙密度有所增加，材料的杨氏模量有所降低；另外，热处理释放了残余应力，但同时又使得单位体积内孔隙数目增加，导致可作为材料断裂时的裂纹源增多，综合表现为热处理前后弯曲强度没有明显变化。

参 考 文 献

［1］　程靳，赵树山.断裂力学.北京：科学出版社，2008
［2］　国家技术监督局.金属弯曲力学性能试验方法.GB/T 14452—1993.北京：中国标准出版社，1994

［3］ Quinn G D. Design data for engineering ceramics: A review of the flexure tests. Journal of American Ceramic Society, 1991, 74(9): 2037-2066

［4］ 张建辉, 孙海博, 王根明, 等. 人工心脏瓣膜含硅热解炭涂层的微观结构. 中国生物医学工程学报, 2011, 30(5): 60-64

［5］ Kaae J L. Microstructures of isotropic pyrolytic carbons. Carbon, 1975, 13(1): 55-62

［6］ 吴峻峰, 白朔, 刘树和, 等. 大尺寸各向同性热解炭材料的制备与表征. 新型炭材料, 2006, 21(2): 119-124

［7］ Ritchie R O. Fatigue and fracture of pyrolytic carbon: A damage-tolerant approach to structural integrity and life prediction in "ceramic" heart value prostheses. Journal of Heart Valve Disease, 1996, 5(1): 9-31

［8］ 吴峻峰, 白朔, 成会明, 等. 热处理对各向同性热解炭材料微观结构和力学性能的影响. 新型炭材料, 2006, 21(3): 225-230

［9］ 印友法. 石墨材料孔隙率对力学性能的影响. 炭素技术, 1991, (2): 1-5

第7章 人工心脏瓣膜热解炭断裂韧性有限元分析

热解炭材料在人工心脏瓣膜上的成功应用已经有几十年的历史，其高强度、耐磨性、耐腐蚀性以及优良的血液相容性等特点已经在数十万例临床实践中得到证实[1]。目前国内市场及临床上应用的机械人工心脏瓣膜，其瓣片多采用纯热解炭或热解炭包覆石墨复合材料制成。在人工心脏瓣膜组件设计中，结构稳定性是其中的重要环节，而热解炭涂层的断裂性能便是影响组件结构稳定性的重要因素之一，涂层脱落、裂纹现象可直接导致心脏瓣膜组件的结构失效[2]。因此，分析热解炭涂层与其复合材料的断裂性能很有必要。

国内对热解炭涂层的研究多集中在生产工艺及微观结构方面[3-5]，对断裂性能的研究鲜有报道；国外对热解炭涂层的断裂性能研究较为成熟，Gilpin 与 Ritchie 等均通过带预制裂纹样品的紧凑拉伸实验得到较准确的断裂韧性值，并已在业内得到公认[6-8]。然而，由于热解炭涂层材料试样制备尺寸的局限、断裂性能测试手段的特殊性，以及材料的硬脆属性，预制裂纹十分不易，施加载荷与预制裂纹长度很难控制，实验过程需耗费大量人力物力。

本研究将有限元仿真技术应用于人工心脏瓣膜热解炭涂层断裂韧性测试中，通过 ANSYS 软件建立纯热解炭、石墨以及热解炭包覆石墨复合材料的三维模型，对其进行紧凑拉伸和三点弯曲实验仿真，分析材料断裂时的应力分布，对断裂韧性测试实验结果进行预测，并通过与国外相关实验数据和本章三点弯曲实验数据的对比，分析涂层与基体厚度比、裂纹尖端半径对材料断裂韧性 K_{IC} 值的影响，为下一步进行断裂韧性测试实验以及研究如何提高材料的断裂性能建立理论基础。

7.1 ANSYS 计算 K_{IC} 的理论基础

ANSYS 提供了"位移外推法"来计算应力强度因子 K_I，即利用有限元法求出裂纹尖端附近一些节点在裂纹线上的位移分量，并代入裂纹尖端位移渐近表达式，计算出这些节点处的表观应力强度因子，然后利用插值法外推到裂纹尖端，得到裂纹尖端处的应力强度因子[9]。

对于线弹性问题，裂纹尖端附近的位移场与 $1/\sqrt{r}$ 成正比，其中 r 是节点到裂纹尖端的距离。为了产生裂纹尖端应力与应变的奇异性，需把裂纹尖端周围的等参单元各条边中间节点移至靠近裂纹尖端的 1/4 分点处，图 7.1 为二维以及三维模型裂纹尖端奇异单元。

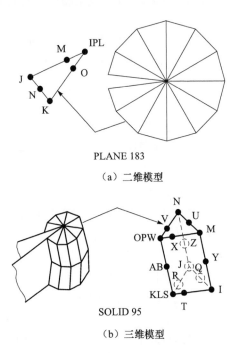

（a）二维模型

（b）三维模型

图 7.1　裂纹尖端奇异单元

根据线弹性断裂力学理论，平面应变状态下 I 型裂纹尖端位移场可表示为[10]

$$u = \frac{2(1+\upsilon)K_{\text{I}}}{4E} \sqrt{\frac{r}{2\pi}} \left[(2k-1)\cos\frac{\theta}{2} - \cos\frac{3\theta}{2} \right] \tag{7.1}$$

$$v = \frac{2(1+\upsilon)K_{\text{I}}}{4E} \sqrt{\frac{r}{2\pi}} \left[(2k+1)\sin\frac{\theta}{2} - \sin\frac{3\theta}{2} \right] \tag{7.2}$$

式中，r、θ 为裂纹尖端附近点的极坐标；u、v 为位移分量；E 为弹性模量；平面应变状态下

$$k=3-4\upsilon \tag{7.3}$$

式中，υ 为材料的泊松比。在 $\theta=0$ 的裂纹延长线上，有

$$u = \frac{(1+\upsilon)K_I}{E}\sqrt{\frac{r}{2\pi}}(k-1) \tag{7.4}$$

用有限元法求出位移值，代入式（7.4）并外推得到 K_I 的表达式为

$$K_I = \lim_{r \to 0} \frac{Eu}{(1+\upsilon)(k-1)}\sqrt{\frac{2\pi}{r}} \tag{7.5}$$

当施加载荷为材料断裂时的临界载荷时，得到的应力强度因子 K_I 便是材料的断裂韧性 K_{IC}。

7.2　三维有限元模型建立

利用 ANSYS 研究材料的断裂韧性 K_{IC}，其中重要的步骤就是模型的建立以及裂纹尖端附近的网格划分，表 7.1 为创建三维有限元模型所需的参数。为了方便生成网格，将模型分为两部分建模：裂纹体部分和非裂纹体部分。裂纹体部分包含裂纹尖端，网格需要精心划分；相对于裂纹体，非裂纹体的网格可以划分得粗略些。采用面拖拽方式形成非裂纹体模型，采用六面体 8 节点 SOLID 45 单元创建裂纹体模型，采用 20 节点 SOLID 95 奇异单元生成裂纹尖端，并利用一段宏命令实现裂纹尖端奇异化。以纯热解炭材料为例，图 7.2 为有限元模型裂纹体与裂纹尖端网格划分。

表 7.1　三维有限元模型创建参数

模型	弹性模量/GPa	泊松比	厚度/mm	样品形式	断裂载荷/MPa
纯热解炭[①]	30	0.21	0.69	C（T）	5.2
石墨[②]	12	0.15	1	C（T）	6.26
复合材料模型	—	—	1.5	C（T）	5.2
三点弯曲模型	—	—	3	三点弯曲	

① 纯热解炭是采用化学气相沉积流化床沉积工艺制造的各向同性热解炭。
② 石墨材料选用 POCO 石墨。

表 7.1 中，复合材料是一种利用化学气相沉积工艺，在石墨基体表面涂覆一层含硅低温各向同性热解炭的组合材料，称为热解炭包覆石墨材料。有限元模型中，热解炭层与石墨层利用布尔操作的黏结方式相结合，层与层之间无过渡层或结合层存在。C（T）模型采用 ASTM 标准 E399 推荐的规格，三点弯曲模型同样为热解炭包覆石墨材料，涂层与基体厚度比为 1.5，规格

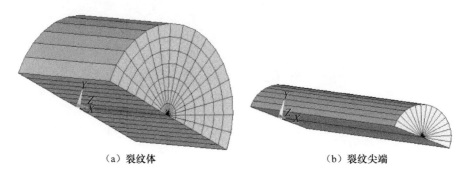

（a）裂纹体 （b）裂纹尖端

图 7.2 热解炭有限元模型裂纹体部分的网格划分

依据本章三点弯曲开槽样品仿真创建，图 7.3 为 C（T）模型以及三点弯曲模型的尺寸和加载方式。

C（T）模型与三点弯曲模型均为对称结构，可只取模型的 1/2 建模[11]。模型网格划分完成之后，对裂纹扩展面上的节点施加 Y 方向对称位移约束，对模型所有节点施加 Z 方向位移约束，然后依据图 7.3 对各个模型施加断裂载荷，并定义描述裂纹尖端的局部坐标系，使局部坐标系的 X 轴与裂纹扩展面平行，Y 轴与裂纹扩展面垂直。图 7.4 为创建完成的纯热解炭、复合材料模型以及三点弯曲有限元模型。

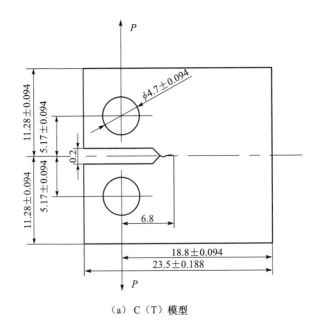

（a）C（T）模型

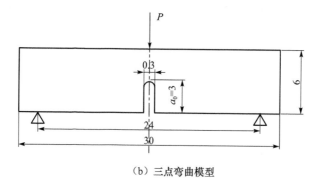

（b）三点弯曲模型

图 7.3　有限元模型的尺寸和加载形式（单位：mm）

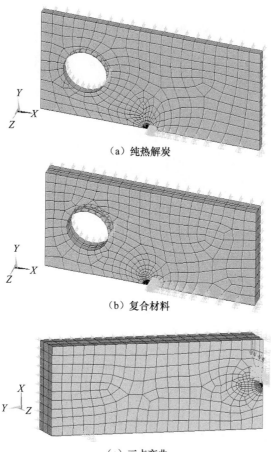

（a）纯热解炭

（b）复合材料

（c）三点弯曲

图 7.4　建立完成的三维有限元模型

由于石墨材料有限元模型与纯热解炭材料模型类似，所以石墨材料模型此处并未图示。

7.3　结果和分析

7.3.1　ANSYS 计算 K_{IC} 的有效性

热解炭和石墨属于脆性材料，拉应力是引起断裂的主要因素，而且 C（T）模型的裂纹属于 I 型裂纹，断裂应发生于拉应力最大的横截面，宜采用第一强度理论进行分析。以热解炭材料为例，图 7.5 为纯热解炭裂纹体附近第一强度理论应力云图。

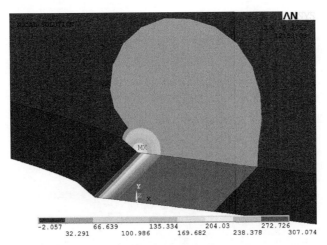

$$-2.057 \quad 66.639 \quad 135.334 \quad 204.03 \quad 272.726$$
$$32.291 \quad 100.986 \quad 169.682 \quad 238.378 \quad 307.074$$

图 7.5　纯热解炭模型裂纹体附近第一强度理论应力云图（单位：MPa）

从图 7.5 可以看出，裂纹体区域应力强度平行于样品厚度方向变化，裂纹尖端处产生明显应力集中现象，最大拉应力可达 307MPa，已略大于热解炭的抗拉强度 σ_{b}（300MPa）[2]，但裂纹是否能够扩展还取决于裂纹驱动力以及材料抵抗裂纹扩展的能力，此时 I 型裂纹的断裂判据为 $K=K_{\mathrm{IC}}$ [12]。

沿裂纹面定义求解路径，利用 KCALC 命令计算 K_{IC} 值。ANSYS 计算的材料断裂韧性 K_{IC} 值为：纯热解炭 1.176MPa·m$^{1/2}$、石墨 1.415MPa·m$^{1/2}$，此结果与 Glipin 对带尖锐预制裂纹的 DC（T）样品进行的紧凑拉伸实验结果（纯热解炭 K_{IC} 值为 1.27MPa·m$^{1/2}$、石墨的为 1.56MPa·m$^{1/2}$）[7] 相当接近，表明利用 ANSYS 计算热解炭、石墨材料断裂韧性值的方法有效，且计算结果较为准确。

由 ANSYS 有限元计算结果和 Glipin 实验结果可以看出，各向同性热解炭和石墨的断裂韧性值为 $1\sim2\mathrm{MPa\cdot m^{1/2}}$，相比于其他脆性陶瓷的断裂韧性值，如氧化铝的 $3\sim6\mathrm{MPa\cdot m^{1/2}}$ 或氧化锆的 $3\sim15\mathrm{MPa\cdot m^{1/2}}$[6]，热解炭和石墨的 K_{IC} 值要低得多，这表明热解炭和石墨材料对于裂纹扩展的抵抗能力较低，容易因材料内部裂纹滋生而导致脆性断裂。

7.3.2　涂层与基体厚度比对复合材料 K_{IC} 的影响

涂层与基体厚度比是复合材料中热解炭涂层总厚度与石墨基体厚度的比值，是影响复合材料力学性能的重要因素。针对涂层与基体厚度比对复合材料断裂性能的影响，Glipin 利用三组不同涂层与基体厚度比的复合材料样品进行紧凑拉伸实验，并测试每组样品的 K_{IC} 值[7]；为了与其实验结果形成对比，本章同样创建了多个不同涂层与基体厚度比的复合材料 ANSYS 模型，并分别计算其 K_{IC} 值。图 7.6 为复合材料 ANSYS 计算值与 Glipin 的实验值对比。

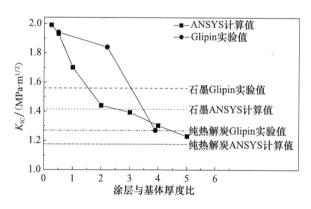

图 7.6　复合材料 ANSYS 计算值与 Glipin 实验值对比

从图 7.6 中可以看出，ANSYS 的计算结果与 Glipin 的实验结果一致，随着涂层与基体厚度比的增加，复合材料的 K_{IC} 计算值逐渐降低，并趋近于纯热解炭材料的 K_{IC} 值。而且，与 Glipin 实验结果类似，在涂层与基体厚度比小于 2 时，复合材料模型 K_{IC} 的 ANSYS 计算值比纯热解炭或石墨材料的 K_{IC} 值都要高，这说明当涂层与基体厚度比偏低时，复合材料整体的断裂性能优于单一纯热解炭和石墨材料。这种现象的原因可能是热解炭涂层的弹性模量高于石墨,而断裂韧性值却比石墨低,当裂纹在复合材料三层结构中均匀扩展时,热解炭涂层裂纹尖端的拉应力要高于石墨层,使得热解炭层的 K 值也高于石墨层;随着施加载荷的增加,当热解炭的 K 值达到自身的 K_{IC} 时,石墨层的 K 值却并未达到石墨材料的 K_{IC} 值,因此样品不会发生断裂;而随着施加载荷继续增加,石墨层 K 值升至自身 K_{IC} 值,样品发生断裂时,热解炭涂层的 K 值却早已高于纯热解炭,甚至高于石墨材料的 K_{IC} 值,综合表现为复合材料的断裂韧性优于单一纯热解炭或石墨材料。但是,这种解释尚需进一步实验验证。

7.3.3 裂纹尖端半径对复合材料 K_{IC} 的影响

热解炭包覆石墨是一种脆性材料,预制尖锐裂纹而不使其发生断裂十分困难,因此许多文献[13, 14]也曾采用与本章三点弯曲开槽样品类似的机制缺口样品测量材料的 K_{IC} 值。本章三点弯曲实验仪器采用 INSTRON5566 万能材料试验机,实验步骤依据 ASTM 标准 E399 进行。

对于同为脆性材料的陶瓷、高强度钢以及氮化硅等,已有文献[15-17]证实这些材料存在临界裂纹尖端半径 ρ_0,当裂纹尖端半径 $\rho > \rho_0$ 时,K_{IC} 测量值随 $\rho^{1/2}$ 线性增长;而当 $\rho < \rho_0$ 时,K_{IC} 测量值趋于稳定,并与尖锐裂纹尖端样品测量值一致。而对于热解炭包覆石墨材料,Ritchie 曾利用剃刀刀刃割出尖端半径为 $3 \sim 5\mu m$ 的微痕,并在此基础上拉出长 $1 \sim 3.5mm$ 的尖锐裂纹,然后对微痕样品和尖锐裂纹样品分别进行紧凑拉伸实验,测量其 K_{IC} 值。结果显示,微痕样品的 K_{IC} 值与尖锐裂纹样品的几乎一致[8]。因此,本研究推测,对于热解炭包覆石墨材料,可能同样存在临界裂纹尖端半径 ρ_0(5μm 左右),当裂纹尖端半径 $\rho > \rho_0$ 时,K_{IC} 测量值与 $\rho^{1/2}$ 成正比;当 $\rho < \rho_0$ 时,K_{IC} 测量值趋于稳定,并与尖锐裂纹尖端样品测量值一致。为验证这一推测,本章建立了多个三点弯曲模型,令其尖端半径由 0 逐渐升至开槽样品的 $150\mu m$,观察 K_{IC} 值的变化。图 7.7 为裂纹尖端半径对复合材料 K_{IC} 值的影响。

图 7.7 中虚线为本研究理论推测曲线,推测热解炭包覆石墨材料存在临界裂纹尖端半径 ρ_0 为 $5\mu m$,裂纹尖端半径 ρ 在 $0 \sim 5\mu m$ 时,K_{IC} 值恒定,而在 $5 \sim 150\mu m$ 时,K_{IC} 值随 $\rho^{1/2}$ 呈线性增长,由尖锐裂纹样品 K_{IC} 值(1.63MPa·m$^{1/2}$)增至三点弯曲实验开槽样品平均 K_{IC} 值(1.63MPa·m$^{1/2}$)。从图 7.7 中可以看出,三点弯曲实验开槽样品 K_{IC} 值具有明显的分散性,且平均值几乎是 ANSYS 奇异裂纹模型计算值的 2 倍,有限元计算 K_{IC} 值曲线

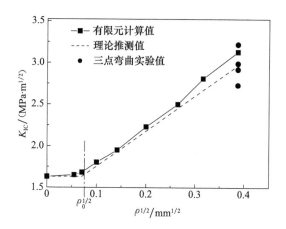

图 7.7　裂纹尖端半径对 K_{IC} 值的影响

整体与本章理论推测曲线基本相符，表明本研究推测成立。

7.4　本章小结

（1）利用 ANSYS 计算各向同性热解炭以及石墨材料断裂韧性 K_{IC} 的方法可行，而且计算结果的准确性较高。

（2）复合材料的 K_{IC} 值随涂层与基体厚度比增加而逐渐降低，而且当涂层与基体厚度比偏低时，复合材料的断裂韧性优于纯热解炭和石墨材料。

（3）热解炭包覆石墨材料存在临界裂纹尖端半径 ρ_0（约 5μm），当裂纹尖端半径 $\rho > \rho_0$ 时，K_{IC} 测量值与 $\rho^{1/2}$ 成正比，而当 $\rho < \rho_0$ 时，K_{IC} 测量值趋于稳定，并与尖锐裂纹尖端样品测量值一致。

参 考 文 献

［1］ Gott V L, Alejo D E, Cameron D E. Mechanical heart valves: 50 years of evolution. The Annals of Thoracic Surgery, 2003, 76(6): 230-239

［2］ Ritchie R O. Fatigue and fracture of pyrolytic carbon: A damage-tolerant approach to structural integrity and life prediction in "ceramic" heart value prostheses. Journal of Heart Valve Disease, 1996, 5(1): 9-31

［3］ 张建辉. 人工心脏瓣膜瓣片热解炭涂层工艺. 兰州铁道学院学报, 2003, 22(6): 119-121

［4］ 吴峻峰, 白朔, 刘树和, 等. 大尺寸各向同性热解炭材料的制备与表征. 新型炭材料,

2006, 21(2): 119-124

［5］　张建辉, 孙海博, 王根明, 等. 人工心脏瓣膜含硅热解炭涂层的微观结构. 中国生物医学工程学报, 2011, 30(5): 60-64

［6］　Cao H C. Mechanical performance of pyrolytic carbon in prosthetic heart valve applications. Journal of Heart Valve Disease, 1996, 5(1): 32-49

［7］　Gilpin C B, Haubold A D, Ely J L. Fatigue crack growth and fracture of pyrolytic carbon composites. Bioceramics, 1993, 6(1): 217-223

［8］　Kruzic J J, Kuskowski S J, Ritchie R O. Simple and accurate fracture toughness testing methods for pyrolytic carbon graphite composites used in heart-valve prostheses. Journal of Biomedical Materials Research, 2005, 74A(3): 461-464

［9］　钱桂安, 王茂廷, 王莲. 基于 ANSYS 的二维断裂参量的计算及分析. 机械强度, 2004, 26(S1): 205-206

［10］　程靳, 赵树山. 断裂力学. 北京: 科学出版社, 2008

［11］　张燕, 李粤. 基于 ANSYS 的二维断裂参量的分析研究. 煤矿机械, 2012, 33(3): 70-72

［12］　薛河, 刘金依, 徐尚龙, 等. ANSYS 中断裂参量的计算及分析. 重型机械, 2002, 2(3): 47-49

［13］　Ritchie R O, Dauskardt R H, Pennisi F J. On the fractography of overload, stress corrosion, and cyclic fatigue failures in pyrolytic carbon materials used in prosthetic heart-valve devices. Journal of Biomedical Materials Research, 1992, 26(13): 69-76

［14］　Ritchie R O, Dauskardt R H, Yu W K. Cyclic fatigue-crack propagation, stress-corrosion, and fracture toughness behavior in pyrolytic carbon-coated graphite for prosthetic heart valve applications. Journal of Biomedical Materials Research, 1990, 24(2): 189-204

［15］　张清纯. 陶瓷材料的力学性能. 北京: 科学出版社, 1987

［16］　Ritchie R O, Benjamin F, William L. Evaluation of toughness in AISI 4340 alloy steel austenitized at low and high temperatures. Metallurgical & Materials Transaction A, 1976, 7(6): 831-838

［17］　Satet R L, Hoffmann M J. Influence of the grain boundary phase chemistry on the mechanical properties of silicon nitride. Journal of the American Ceramic Society, 2005, 88(10): 476-483

第8章 沉积条件对低温各向同性热解炭形貌的影响

热解炭是气态碳氢化合物在热基体表面通过脱氢作用沉积而成的炭材料，自作为核反应堆燃料元件的包覆材料成功应用于原子能工业以来，它以其独特的性能，在航空航天、医学、电子、机械等领域得到了广泛的应用[1]。其中低温热解炭由于弯曲强度大、弹性模量低、断裂形变大于2%、很好的耐磨性和化学惰性，以及在一定限度内可以通过变化它的密度从而改变其热膨胀系数等特性，特别适用于涂层材料。而低温各向同性热解炭（low temperature isotropic pyrocarbon, LTIC）由于具有良好的血液相容性等性能，在医学领域（如人工心脏瓣膜）得到了应用[2-6]。

研究表明，即使是低温各向同性热解炭，其结构也呈现出多样性[7-13]。可以达成共识的是：采用化学气相沉积法制备低温各向同性热解炭，其微观结构都是由直径约为0.5μm的类球形颗粒状生长特性所组成的。因此，微结构出现0.5μm类球形颗粒堆积是低温各向同性热解炭的重要标志。然而，各向同性热解炭微观结构类球形颗粒的生长形成、类球形颗粒的形状大小和数量、颗粒球之间的交联等随沉积条件的转化和变化规律尚不明确，沉积条件又是如何影响微观结构并最终控制各向同性热解炭的性能的规律和演变机制尚不清楚。

本章以准稳态流化床化学气相沉积（fluidized bed chemical vapor deposition, FBCVD）工艺，不同浓度的丙烷为碳源气体，在1250~1450℃范围内利用扫描电镜研究不同沉积条件下低温各向同性热解炭涂层材料的形貌。考虑到沉积工艺参数之间相互作用、共同影响热解炭的微观结构和性能，而沉积温度和碳源气体浓度属于影响较大且直接可控的关键工艺参数，因此保持其他沉积参数固定，观察生成的热解炭形貌随沉积温度、丙烷气体浓度的变化情况，并用成核-生长理论解释沉积温度和丙烷气体浓度对低温各向同性热解炭形貌的影响。

8.1 实　　验

8.1.1 样品制备

采用准稳态FBCVD工艺，以丙烷为碳源、氩气为稀释气体和载气、氧化锆空心球为床层粒子，直径 20mm、厚度 0.70mm 的高纯石墨圆片外表面经 1500 号细砂纸抛光处理作为基体。利用高频感应加热炉圈将炉体加热至 1250～1450℃，床层粒子在混合气体的吹动下在反应器内形成流态化，在加热的流化床中丙烷发生热解，热解炭沉积于悬浮在流化床中的基体上，经 0.5～4h 沉积后停炉、随炉冷却至室温出炉，得到厚度 0.05～1.10mm 的低温各向同性热解炭涂层。表 8.1 是低温各向同性热解炭样品的沉积条件。

表 8.1　低温各向同性热解炭样品的沉积条件

样品编号	沉积温度 /℃	丙烷体积浓度 /%
1	1250	25
2	1350	25
3	1450	25
4	1250	40
5	1350	40
6	1450	40
7	1250	60
8	1350	60
9	1450	60

8.1.2　分析测试

从样品表面切割出热解炭涂层片型试样，在无水乙醇中利用阿基米德法得到试样密度；采用日立 S-4800 扫描电镜观察样品断面形貌。

8.2　结果和讨论

图 8.1 是沉积温度和丙烷浓度对低温各向同性热解炭密度的影响曲线。很明显，随着温度和丙烷浓度的升高，热解炭的密度降低。同时，在本章所研究的沉积条件范围内，相较于丙烷浓度，沉积温度对热解炭密度的影响更显著。

图 8.2 是不同沉积温度和丙烷浓度沉积的低温各向同性热解炭断面形貌 SEM 照片。可以看出，本实验制备的热解炭的主要结构单元是类球形颗粒状炭结构，符合各向同性热解炭的结构特征[8]。类球形颗粒之间相互融并，并由褶皱的片层炭结构黏结在一起，颗粒之间因相互搭接形成一定数量的孔隙。同时可以明显看出，在高沉积温度或高丙烷浓度下生成的热解炭，如图 8.2（c）、（f）、（h）、（i）所示，都有一定数量的炭黑生成，特别是图 8.2（i）所示样品 9 的

断口分布着大量的炭黑，说明高沉积温度或者高丙烷气体浓度促进炭黑的生成。

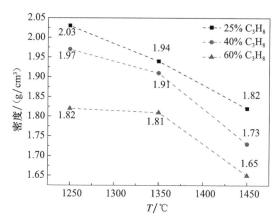

图 8.1　沉积温度和丙烷浓度对低温各向同性热解炭密度的影响

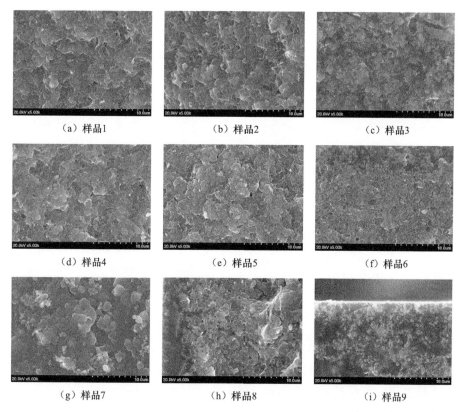

（a）样品1　　　　　（b）样品2　　　　　（c）样品3

（d）样品4　　　　　（e）样品5　　　　　（f）样品6

（g）样品7　　　　　（h）样品8　　　　　（i）样品9

图 8.2　不同沉积温度和丙烷浓度沉积的低温各向同性热解炭断面形貌 SEM 照片

为了便于分析和对比, 表 8.2 列出了具有代表性的 7 个样品低温各向同性热解炭断面形貌特征和沉积过程特点。

表 8.2　低温各向同性热解炭断面形貌特征和沉积过程特点

样品编号	沉积温度/℃	丙烷体积浓度/%	断面形貌特征	沉积过程特点
1	1250	25	类球形颗粒相互融并, 与稠密的褶皱菜叶状片层炭形成交联致密结构, 无明显孔隙, 断口结构趋向于扁平	低温、低丙烷浓度, 以生长机理为主, 沉积速率低, 气相中出现过饱和, 稠环芳香烃液化形成含气液滴, 线性分子和小分子芳烃以液滴为核心排列或直接沉积于基体表面, 最终形成致密的热解炭
2	1350	25	与样品 1 的结构类似, 颗粒数目有所增加, 但尺寸略有减小, 结构较致密, 有一定孔隙	低丙烷浓度, 随着沉积温度的升高, 形核容易, 逐渐由以生长机理为主过渡到以形核机理为主。高温时, 线性分子和小分子芳烃数量少, 液滴的生长和颗粒之间的孔隙填补受限。若液滴在气相中不经生长直接炭化则形成炭黑, 若部分黏度低的液滴吸附于基体表面后炭化, 则形成较规整的光滑层状炭
3	1450	25	断口出现炭黑, 类球形颗粒数量多但尺寸小, 堆积松散, 与片层形成交联, 孔隙多, 部分区域出现了较规整的光滑层状炭	
4	1250	40	与样品 1 比较, 球形颗粒数目增多, 尺寸略有增大, 互相融并, 片层状结构减少, 形成一定孔隙, 结构较为致密	低沉积温度, 随着丙烷气体浓度的升高, 形核率升高, 液滴流动性增大, 易融并, 沉积速率加快, 液滴的形成和生长为主要沉积过程, 线性分子和小分子芳烃辅助沉积过程逐渐减少
7	1250	60	片层状结构消失, 几乎完全由类球形颗粒组成, 无取向堆积, 融并形成簇状, 颗粒与颗粒簇尺寸大, 沉积过程中形成大量孔隙	
5	1350	40	颗粒细化, 数量多, 尺寸均匀, 孔隙少, 颗粒之间有一定程度的融并	中等温度、中等丙烷浓度, 稠环芳香烃与线性分子、小分子芳烃比例较优, 颗粒尺寸均匀, 相互堆积形成的孔隙小, 同时有足够的小分子辅助沉积
9	1450	60	断口聚集着大量的炭黑, 颗粒数量多, 尺寸小, 大量的小颗粒随机堆积成簇, 结构疏松, 同时断口出现了较规整的光滑层状炭	高温、高丙烷浓度, 沉积速率快, 形核率高, 液滴生长受限, 沉积于基体后通过粒子间低分子炭化作用黏到一起, 部分流动性高的液滴吸附于基体后炭化形成较规整的光滑层状炭

热解炭的沉积过程非常复杂, 其中涉及前驱体的热分解、脱氢、缩合等均相气相反应和吸附、缩聚成炭、活性点再生等表面反应[14]。为了对不同

的热解炭结构和形貌进行解释，人们提出了许多沉积机理，最具代表性的主要有单原子沉积机理、分子沉积机理、缩聚机理、表面分解机理、液滴机理、固态颗粒机理、黏滞小液滴机理等[7, 15, 16]，这些沉积机理都是对各自实验结果从定性角度的描述，相互之间存在很多的差异，还没有达成共识。但对于各向同性热解炭，一般都认为是在气相中产生的液滴沉积形成的，沉积需要一定程度的热解产物的过饱和[17]。本章以丙烷为前驱体，结合低温各向同性热解炭断面形貌特征，从气相中小分子、环状分子聚合反应和基体表面的吸附沉积分析低温各向同性热解炭的沉积过程特点，初步解释沉积温度和丙烷气体浓度对低温各向同性热解炭形貌的影响。

　　丙烷在化学气相沉积温度条件下非常不稳定，会在极短的停留时间内断键形成一系列活性自由基和线性小分子。进一步反应会向两个方向发展，一方面线性小分子直接沉积生成热解炭，另一方面经 C_4 化学或 C_3 机理生成芳香烃（C_6）[18]，进而生成热解炭。其反应过程可以简化表达如图 8.3 所示。

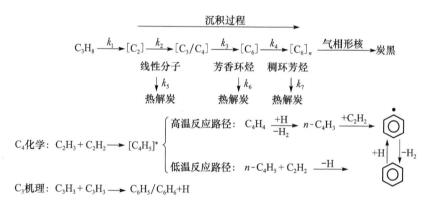

图 8.3　苯的生成反应途径（其中 C_4 化学为主要生成路径）

　　苯环通过自身的加成或者与线性小分子的脱氢加成来生长。烃类的生成自由能值的大小顺序是烷烃＞烯烃＞芳烃＞稠环芳香烃[14]（polyaromatic hydrocarbons, PAHs），所以从热力学角度分析，聚合反应是自发的，最终过程必然向着生成 PAHs 方向发展。气相中苯环的聚合过程就是大分子不断脱氢、碳含量不断增加的过程。

　　当气相中出现过饱和，PAHs 聚集形成黏性液滴"临界晶核"，液滴作为生长核心，通过两种方式长大，即相互之间的碰撞融并和表面的脱氢加成反应，最终炭化形成类球形颗粒状炭结构。线性分子和小分子芳烃以辅助沉积的形式形成褶皱的菜叶状炭结构，以填充颗粒之间的孔隙和缺陷，并将颗粒紧密地黏结到一起。

沉积温度和丙烷气体浓度主要控制着气相过程中形成的线性分子和小分子芳烃与 PAHs 的比值（R 值），以及形成液滴的黏度，进而影响热解炭的断面形貌。气相中 R 值过大或过小，都将导致低织构热解炭的生成[18]。

PAHs 中碳环和氢含量不同，形成液滴的大小和流动性不同[12]，黏滞小液滴之间的融并程度受其黏度控制。沉积温度低时，沉积较慢，生成黏度低的小滴，气相中相互碰撞的液滴可以充分融并；沉积温度高时，沉积速率快，PAHs 形成的液滴尺寸小，且氢含量低，生成高黏度小液滴，近似固态粒子，基本没有流动性，液滴之间融并程度低。丙烷气体浓度高时，单位时间内气体的总反应量增大，PAHs 中的碳环多、氢含量高，形成的液滴尺寸大，黏度低，因此相互之间融并程度高。

沉积温度影响 PAHs 饱和蒸气压的高低，从而会影响沉积炉中液滴的生成及数量[12]。随着沉积温度的升高，稠环芳香烃的饱和蒸气压降低，液滴的临界半径减小，气相中形成的液滴数量增多，形核率增大，逐渐由低温时的以生长机理为主过渡到以形核机理为主，形成的类球形颗粒数量增多。由于温度高，沉积速率高，大量液滴富集，线性分子和小分子芳烃的数量少，液滴生长受限，并且在另一个液滴沉积到表面之前，没有足够的线性分子和小分子芳烃沉积来填补颗粒之间和内部的孔隙，同时快速的沉积造成孔隙过早封闭，因此形成的类球形颗粒的尺寸小、孔隙多、密度低。部分没有生长直接沉积的烟炱颗粒就成为炭黑，夹杂在生成的热解炭中。

随着丙烷气体浓度的升高，单位时间内气体的总反应量增大，沉积速度加快，沉积中出现的过饱和程度增大，形成的液滴数量增多，形核率高，逐渐由以生长机理为主过渡到以形核机理为主。根据气相成核理论，气液相平衡时，球形液滴的半径与气压的关系满足开尔文公式。显然，气体在一定的过饱和度下，当液滴大于临界半径时，其在热力学上是稳定的，理论上就能不断长大。高浓度的丙烷会使液滴的形成和生长为主要沉积过程，线性分子和小分子芳烃辅助沉积以填补颗粒之间孔隙的过程较少甚至消失。所以，随着丙烷气体浓度的升高，类球形颗粒数量增多、尺寸增大，孔隙数量增多、尺寸增大。同时过高的碳源气体浓度会形成大量的炭黑。

样品 3、9 中出现的较规整的光滑层状炭结构可能是由于部分黏度低的液滴在基体表面而非气相中炭化，由于流动性高，液滴吸附于基体表面后能充分铺展，进而脱氢炭化形成较规整的层状炭。

8.3　本章小结

（1）随着沉积温度或丙烷气体浓度的升高，低温各向同性热解炭的类球形颗粒状形貌越来越明显、密度降低，沉积过程逐渐由以生长机理为主过渡到以形核机理为主。

（2）沉积模式随沉积条件的改变决定了低温各向同性热解炭形貌的改变，而这些变化与气相中形成的线性分子和小分子芳烃与稠环芳香烃的比值以及液滴的黏度改变有关。

参 考 文 献

［1］ López-Honorato E, Meadows P J, Xiao P, et al. Structure and mechanical properties of pyrolytic carbon produced by fluidized bed chemical vapor deposition. Nuclear Engineering and Design, 2008, 238(11): 3121-3128

［2］ Meadows P J, López-Honorato E, Xiao P. Fluidized bed chemical vapor deposition of pyrolytic carbon—II. Effect of deposition conditions on anisotropy. Carbon, 2009, 47(1): 251-262

［3］ 李建青，满瑞林，谢志勇，等. 采用微正压 CVD 法制备块体各向同性热解炭. 中南大学学报(自然科学版), 2011, 42(3): 600-604

［4］ Oberlin A. Pyrocarbons. Carbon, 2002, 40(1): 7-24

［5］ Tägil M, Geijer M, Abramo A, et al. Ten years' experience with a pyrocarbon prosthesis replacing the proximal interphalangeal joint—A prospective clinical and radiographic follow-up. Journal of Hand Surgery (European Volume), 2014, 39(6): 587-595

［6］ Zhang J H, Chen X. The pyrocarbon deposition techniques of mechanical heart valve prostheses. Key Engineering Materials, 2011, 464: 749-752

［7］ Dong G L, Hüttinger K J. Consideration of reaction mechanisms leading to pyrolytic carbon of different textures. Carbon, 2002, 40(14): 2515-2528

［8］ 李克智，和永岗，李贺军，等. 化学气相沉积低温热解炭的微观组织结构与沉积模型. 新型炭材料, 2012, 27(2): 81-86

［9］ López-Honorato E, Meadows P J, Xiao P. Fluidized bed chemical vapor deposition of pyrolytic carbon—I. Effect of deposition conditions on microstructure. Carbon, 2009, 47(2): 396-410

［10］ Zhang D S, Li K Z, Li H J, et al. The influence of deposition temperature on the microstructure of isotropic pyrocarbon obtained by hot-wall chemical vapor deposition. Journal of Materials Science, 2011, 46(10): 3632-3638

［11］ Xu L, Wu J F, Bai S. Fabrication and microstructure of boron-doped isotropic pyrolytic carbon. Carbon, 2012, 50(12): 4705-4710

［12］ Zhang D S, Li K Z, Li H J, et al. Isotropic pyrocarbon deposited at 1250℃ by means of thermal gradient chemical vapor deposition. Journal of Nuclear Materials, 2009, 384(3): 327-329

［13］ Zhang D S, Li K Z, Li H J, et al. Texture characterization and mechanical properties of pyrocarbon obtained by chemical vapor deposition at 1450—1550℃. Materials Science & Engineering: A, 2012, 539: 1-6

［14］ Hu Z J, Hüttinger K J. Mechanisms of carbon deposition—A kinetic approach. Carbon, 2002, 40(4): 624-628

［15］ Shi R, Li H J, Yang Z, et al. Deposition mechanism of pyrolytic carbons at temperature between 800—1200℃. Carbon, 1997, 35(12): 1789-1792

［16］ Je J H, Lee J. How is pyrolytic carbon formed? Transmission electron micrographs which can explain the change of its density with deposition temperature. Carbon, 1984, 22(3): 317-319

［17］ 杨宝林, 饶永生. 低温各向同性热解炭的沉积工艺. 新型炭材料, 1991, 3: 147-154

［18］ 张伟刚. 化学气相沉积——从烃类气体到固体碳. 北京: 科学出版社, 2007

第9章 低温各向同性热解炭的密度和孔隙结构

碳氢化合物在低于 1500℃ 下热分解，在气体流化床中，在热基体表面通过脱氢作用沉积的产物，就是低温热解炭。低温热解炭由于弯曲强度大、弹性模量低、良好的耐磨性和化学惰性，以及在一定限度内可以通过变化它的密度从而改变其热膨胀系数等特性，特别适用于涂层材料[1]。而低温各向同性热解炭由于具有抗血凝性以及优良的血液相容性等性能，在医学领域得到应用，如人工心脏瓣膜[2-6]。热解炭在采用流化床化学气相沉积的过程中，随着沉积条件的变化，所获得的热解炭虽然是各向同性炭，但是其微观结构可能有很大差异[7, 8]。目前，人们对于热解炭材料的研究大多集中在单一沉积条件下获得的热解炭[6, 9-13]，而低温各向同性热解炭到底是什么样的各向同性炭，沉积条件的改变是如何影响材料微观结构和物理力学性能的，以及热解炭材料组织结构与性能特性之间有着怎样的对应关系还鲜为人知。

密度、硬度和孔隙结构是热解炭材料的重要参数，它们直接影响材料的耐磨性、杨氏模量、断裂强度等机械性能[14-16]。热解炭密度的大小直接影响它是否能够被大规模的工业应用[17]，硬度的大小则是衡量该材料耐磨性能和机械加工难易程度的重要指标[11]。炭材料的孔结构是复杂的，在实际应用中，孔的大小很重要[18]。热解炭孔隙的大小随着热解炭结构的不同而呈现出不同的特征，这在一定程度上影响了热解炭的物理力学性能[14]。热解炭的密度、硬度和孔隙结构随沉积条件的改变会出现什么样的变化，以及孔隙结构是如何影响热解炭材料的物理力学性能依然不明确。

本研究利用流化床化学气相沉积工艺，以丙烷为碳源气体，在不同沉积条件下制备出低温各向同性热解炭材料，分析不同沉积条件下制备的热解炭的微观结构和物理力学性能的变化规律及其之间的关系，为国产人工机械心脏瓣膜的研发提供研究基础。

9.1 材料和方法

9.1.1 材料制备

采用准稳态流化床化学气相沉积工艺，分别以浓度为 25%、40%、60%

的丙烷为碳源，氩气作为稀释和保护气体控制丙烷的浓度，氧化锆颗粒作为热载体并承托基体。将流化床炉分别加热到 1250℃、1350℃、1450℃，通入保护气体，待气体流量稳定后加入热载体，炉内产生流化床后，将石墨基体送进流化床内，基体和热载体在流化炉内不断地做无规则的运动，当热载体和基体达到一定温度并稳定后，从炉底通入一定流量的丙烷气体，丙烷进行热分解反应，生成的热解炭沉积在基体表面，沉积过程中保持床层面积基本不变，沉积到一定厚度后停炉冷却至室温出炉[6]。采用线切割工艺将热解炭涂层沉积试样从石墨基体上剥离下来，经打磨、抛光、清洗、表面涂蜡、机械减薄等处理后进行试样测试与分析。

9.1.2　试样分析

利用 AUW220 密度计测量试样的密度。将试样进行打磨抛光后，进行表面涂蜡，利用 HV-1000 显微硬度计测量试样的显微硬度。利用 JSM-6460 扫描电镜观察试样自然断面形貌。将试样经机械减薄后，再进行双面离子减薄制成透射电镜试样，利用 Tecnai G2 F30 S-Twin 透射电镜观察试样的微观结构。利用 Autopore IV 9500 压汞仪测量试样的孔隙结构。

9.2　结　　果

9.2.1　密度测量

图 9.1 是热解炭的密度随沉积条件的变化曲线。从图中可以看出，沉积

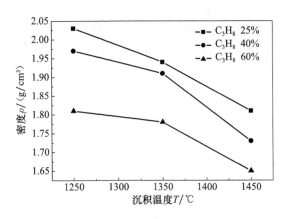

图 9.1　热解炭的密度随沉积条件的变化曲线

温度在 1250～1450℃，丙烷气体体积浓度在 25%～60% 时，热解炭的密度在 1.65～2.03g/cm³ 变化。

9.2.2　硬度测量

　　图 9.2 是热解炭的显微硬度随沉积条件的变化曲线。从图中可以看出，沉积温度在 1250～1450℃，丙烷体积浓度在 25%～60% 时，热解炭的显微硬度在 1.35～3.04GPa 变化。

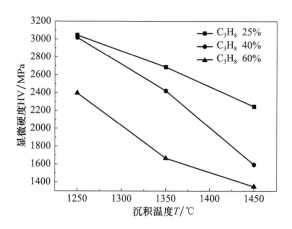

图 9.2　热解炭的显微硬度随沉积条件的变化曲线

9.2.3　扫描电镜观察

　　图 9.3 是部分不同沉积条件下制备的热解炭自然断面形貌的扫描电镜观察结果。从图中可以看出，沉积温度在 1250～1450℃、丙烷气体体积浓度在 25%～60% 的范围内，沉积得到了具有类球形颗粒状结构的各向同性热解炭。然而，这些各向同性热解炭的形貌和性能（密度和硬度）却明显不同。这些低温各向同性热解炭主要由直径为 0.3～3μm 的类球形颗粒状结构组成，类球形颗粒状结构无取向地堆积在一起，整体呈现各向同性；类球形结构之间不同程度地或由片层状结构相连、或以大小不一颗粒球状形貌为主兼或相互融并，而且这些类球形颗粒状生长特性之间有孔隙存在，孔隙直径约为 0.1～2μm。

　　图 9.3（a）是在低温、低丙烷浓度条件下沉积的热解炭，类球形颗粒之间由片层状结构紧密相连，孔隙较小且较少，结构均匀致密，密度较高。

图 9.3（b）是在中温、低丙烷浓度条件下沉积的热解炭，与图 9.3（a）的结构类似，类球形颗粒数目有所增加，但尺寸略有减小，结构较致密，有一定孔隙。图 9.3（d）是在低温、中丙烷浓度条件下沉积的热解炭，类球形颗粒间出现了类似于白菜叶状的结构，孔隙较多且较大。图 9.3（e）是在低温、高丙烷浓度条件下沉积的热解炭，主要由直径小于 2μm 的类球形颗粒组成，它们无取向地堆积在一起；沉积过程中形成大量的闭合气孔，致使材料密度较低。从图 9.3（c）和（f）中可以看出，沉积温度较高时，尽管热解炭也由类球形颗粒和片层状结构相连，但形成了较多孔隙，而且孔隙间有炭黑生成，并随着丙烷气体浓度的增加，孔隙和炭黑数量也逐渐增多，结构较为疏松，材料密度递减。

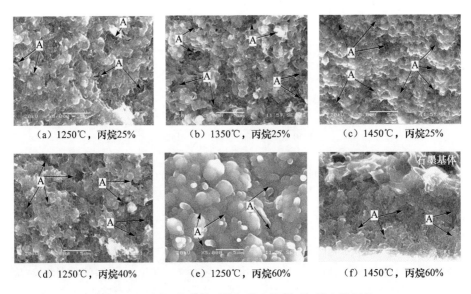

　　（a）1250℃，丙烷25%　　　　　（b）1350℃，丙烷25%　　　　　（c）1450℃，丙烷25%

　　（d）1250℃，丙烷40%　　　　　（e）1250℃，丙烷60%　　　　　（f）1450℃，丙烷60%

图 9.3　不同沉积条件下热解炭自然断面扫描电镜照片

A 为孔隙

9.2.4　透射电镜观察高密度热解炭

图 9.4 是沉积温度为 1350℃、丙烷气体体积浓度为 25% 的高密度热解炭（ρ=1.94g/cm^3）的透射电镜照片。从图 9.4（a）和（b）可以看出，高密度低温各向同性热解炭主要是由类球形颗粒结构组成的，类球形颗粒之间相互融并搭接的过程中会形成孔隙，孔隙直径大都在 1μm 以下，类球形颗粒

之间的结合较为紧密。图 9.4（c）是类球形颗粒内局部放大照片，可见热解炭乱层结构组织围绕球中心以同心圆方式紧密排列成为镶嵌体结构，值得注意的是，乱层结构组织之间几乎没有微孔存在[19, 20]。

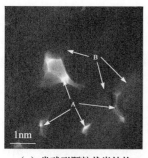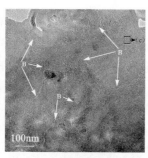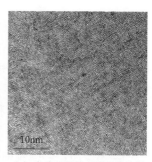

（a）类球形颗粒状炭结构　　　（b）类球形颗粒结构结合部位　　　（c）类球形颗粒内部晶格条纹

图 9.4　高密度热解炭透射电镜照片

A 为孔隙；B 为类球形生长特性边缘

9.2.5　高密度热解炭的压汞实验

图 9.5 是沉积温度为 1350℃、丙烷气体体积浓度为 25% 的高密度（ρ=1.94g/cm³）热解炭孔径分布曲线。从图 9.5 中可以看出，孔径大于 1.3μm 的大孔孔隙和小于 50nm 的微孔孔隙较少，热解炭孔径分布主要集中在 50nm～1.3μm，峰值为 0.834μm。实验结果与同样沉积条件下得到热解炭试样的扫描电镜及透射电镜观察结果基本是一致的。

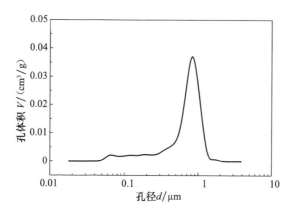

图 9.5　高密度热解炭孔径分布曲线

9.3　讨　　论

9.3.1　热解炭的密度和硬度

低温各向同性热解炭按密度大致可以划分为高密度（$\rho > 1.8\text{g/cm}^3$）和低密度（$\rho < 1.6\text{g/cm}^3$）各向同性炭[19]。高密度各向同性热解炭具有良好的机械性能，在实际应用中使用较为广泛，人工心脏瓣膜用热解炭，即采用高密度低温各向同性热解炭[6, 13]。

热解炭涂层的密度和显微硬度是涂层质量好坏的重要指标，在实际应用中极为重要[21]。结合密度测量结果（图 9.1）和显微硬度测试分析（图 9.2）可知，低温各向同性热解炭显微硬度随沉积条件的变化趋势与密度的变化趋势相似：沉积温度在 1250～1450℃、丙烷气体体积浓度在 25%～60% 的范围内，随着沉积温度和丙烷气体浓度的升高，热解炭的密度和显微硬度逐渐降低。对于中低浓度（25%～40%）的丙烷气体，沉积温度对热解炭的密度影响更大，中高温度（1350～1450℃）以及高浓度的丙烷气体（60%）能够显著降低热解炭的密度。在较低的沉积温度（1250～1350℃）和较低的丙烷气体体积浓度（25%～40%）条件下，均能够沉积得到密度较高、硬度较大的各向同性热解炭。

9.3.2　热解炭的密度和孔隙结构

低温各向同性热解炭的孔隙结构是复杂的，既有类球形生长特性间的孔隙，也有生长特性内部因乱层结构组织排列方式的不同而形成的微孔隙[19, 22]。

热解炭的显微结构与沉积条件的关系，对于低温各向同性热解炭的形成过程一般都认为是在气相中产生的液滴沉积形成：碳氢化合物在进入一定温度的沉积炉后，经过热分解、脱氢、缩合形成大小不同的分子碎片，在气相中出现过饱和，含气液滴形成并沉入热解炭涂层中。在低温、低浓度沉积条件下，碳氢化合物在气相中形成的黏性液滴与线性分子均匀地散落在沉积基体上，由于沉积速率较低，其类球形颗粒生长特性间的孔隙逐渐被线性分子填充，形成均匀致密、孔隙较小且较少的热解炭（图 9.3（a）和（b））；在低温、高浓度沉积条件下，碳氢化合物在气相中形成的黏性液滴碰撞概率增加，可充分生长，形成较大的类球形颗粒无取向地堆积在沉积基体上，进而形成大量类球形生长特性间的闭合气孔（孔隙）（图 9.3（e）），致使材料密度较低。在高沉积温度条件下，生成热解炭的反应速率快，气相中形成的液滴来不及长大就落在沉积基体上，而持续快速沉积的炭颗粒也阻碍了已沉积的类球形颗粒的继续生长，这就导致高温条件下热解炭类球形颗粒数量多、尺寸小，由于沉积速率很快，有些孔隙来不及填充就被覆盖，从而产生较多的孔隙，而且随着丙烷气体体积浓度的增大，沉积过程中出现较大程度的过饱和，也导致快速形核，甚至产生了炭黑颗粒并填充在孔隙中（图 9.3（c）和（f））。

　　低温各向同性热解炭的密度主要受孔隙结构的影响[22]。在低丙烷浓度（25%）条件下，随着沉积温度的升高，类球形生长特性间的孔隙随之变多、变大（图 9.3（a）~（c））；在低沉积温度（1250℃）下，随着丙烷气体浓度的升高，类球形生长特性之间的孔隙逐渐增多、增大（图 9.3（a）、（d）和（e）），这两种情况下热解炭的密度均逐渐降低（图 9.1）。这说明生长特性间的孔隙能够显著影响高密度热解炭的密度。通过扫描电镜观察、压汞实验和透射电镜观察可知，沉积温度为 1350℃、丙烷气体浓度为 25% 沉积的高密度热解炭的孔隙主要由生长特性间直径小于 1μm 的孔隙组成，且 0.8μm 左右的孔隙较多，小于 50nm 的孔很少（图 9.5），其类球形颗粒内部的乱层结构组织排列方式为镶嵌体结构，生长特性内的乱层结构组织排列紧密，乱层结构组织之间几乎没有微孔存在（图 9.4（c））。由此可以推断，影响高密度热解炭密度的主要因素并不是来自于类球形颗粒内部结构的微孔隙，而是类球形颗粒生长特性间的孔隙。

　　需要特别指出的是，相似密度热解炭其生长特性间的孔隙也不完全相同，如图 9.3（c）和（e）所示，两者的密度相似（$\rho \approx 1.8\text{g/cm}^3$），高温（1450℃）、低丙烷气体浓度（25%）沉积的热解炭生长特性间的孔隙相对较小，而低温（1250℃）、高丙烷气体浓度（60%）沉积的热解炭产生了大量较大的生长特性间的孔隙。此外，在高温（1350~1450℃）、高丙烷气体浓度（60%）条件下，随着沉积温度的升高，热解炭的密度迅速降低，而生长特性间的孔隙却变小、变少（图 9.3（e）和（f））。这说明生长特性间的孔隙对于热解炭的密度并不是决定性的因素，尤其是较低密度的热解炭，可能其类球形颗粒生长特性内部乱层结构组织的排列方式已由镶嵌体转变为缠结体，而缠结体结构内形成的大量微孔隙才是决定较低密度热解炭密度降低的主要因素[19, 22]。

　　总之，在中低沉积温度（1250~1350℃）、中低浓度丙烷气体（25%~40%）条件下沉积得到的热解炭密度较高，显微硬度较大，其生长特性间的孔隙较小、较少，且类球形颗粒内部乱层结构组织的排列方式为致密均匀的镶嵌体结构。

9.4　本章小结

（1）随着沉积温度以及丙烷气体浓度的升高，热解炭的密度和显微硬度逐渐降低。对于中低浓度（25%～40%）的丙烷气体，沉积温度对热解炭的密度影响更大；高温（1350～1450℃）以及高浓度（60%）的丙烷气体能够显著降低热解炭的密度。

（2）沉积温度和丙烷气体浓度能够显著影响热解炭的形貌和生长特性间的孔隙，进而影响热解炭的密度，相似密度热解炭的孔隙结构也不相同。

（3）高密度热解炭的孔隙主要由生长特性间的孔隙组成，这些孔隙的多少对高密度热解炭的密度有较大的影响，但生长特性间的孔隙对于热解炭的密度并不是决定性的因素，尤其是对于较低密度的热解炭，生长特性内的微孔隙可能对于热解炭的密度降低起到主导作用。

（4）沉积条件为中低沉积温度（1250～1350℃）和中低浓度丙烷气体（25%～40%）得到的各向同性热解炭结构均匀、孔隙较少、密度较高、硬度较大。

参 考 文 献

［1］ Zhang D S, Li K Z, Li H J, et al. Coefficients of thermal expansion of low texture and isotropic pyrocarbon deposited on stationary substrates. Materials Letters, 2012, 68(1): 68-70

［2］ Zhang J H, Chen X. The pyrocarbon deposition techniques of mechanical heart valve prostheses. Key Engineering Materials, 2011, 464: 749-752

［3］ Ahmad K A, Ahmad F A, Balendu C V, et al. Prosthetic heart valves: Types and echocardiographic evaluation. International Journal of Cardiology, 2007, 122(2): 99-110

［4］ Mohammadi H, Mequanint K. Prosthetic aortic heart valves: Modeling and design. Medical Engineering & Physics, 2011, 33(2): 131-147

［5］ 张建辉, 邢兴. 人工心脏瓣膜热解炭断裂韧性有限元分析. 中国生物医学工程学报, 2013, 31(6): 889-894

［6］ 张建辉, 孙海博, 王根明, 等. 人工心脏瓣膜含硅热解炭涂层的微观结构. 中国生物医学工程学报, 2011, 30(5): 757-761

［7］ López-Honorato E, Meadows P J, Xiao P. Fluidized bed chemical vapor deposition of pyrolytic carbon—I. Effect of deposition conditions on microstructure. Carbon, 2009, 47(2): 396-410

［8］Meadows P J, López-Honorato E, Xiao P. Fluidized bed chemical vapor deposition of pyrolytic carbon—II. Effect of deposition conditions on anisotropy. Nuclear Engineering and Design, 2009, 47(1): 251-262

［9］曹伟, 李克智, 张东生, 等. CVD 制备各向同性热解炭的微观结构表征及沉积机制研究. 炭素技术, 2010, 29(4): 21-24

［10］李建青, 满瑞林, 谢志勇, 等. 采用微正压 CVD 法制备块体各向同性热解炭. 中南大学学报 (自然科学版), 2011, 42(3): 600-604

［11］吴峻峰, 白朔, 成会明. 热处理对各向同性热解炭材料微观结构和力学性能的影响. 新型炭材料, 2006, 21(3): 225-230

［12］李克智, 和永岗, 李贺军, 等. 化学气相沉积低温热解炭的微观组织结构与沉积模型. 新型炭材料, 2012, 27(2): 81-86

［13］张建辉, 孙海博, 王根明, 等. 采用选区电子衍射法测定人工机械心脏瓣膜热解炭的择优取向度. 中南大学学报 (自然科学版), 2013, 44(3): 1006-1010

［14］Kaae J L, Wall D R. Microstructural characterization of pyrolytic carbon for heart valves. Cells and Materials, 1996, 6(4): 281-290

［15］李建青. 电磁场化学气相沉积制备各向同性热解炭及微观结构研究. 长沙 : 中南大学硕士学位论文, 2011

［16］吴峻峰, 白朔, 刘树和, 等. 大尺寸各向同性热解炭材料的制备与表征. 新型炭材料, 2006, 2(2): 119-123

［17］Oberlin A. Pyrocarbons. Carbon, 2002, 40(1): 7-24

［18］樊彦贞, 张燕, 史景利, 等. 炭材料孔结构的分析. 第八届全国新型炭材料学术研讨会论文集, 桂林, 2007: 280-282

［19］钟华锋, 张建辉. 低温各向同性热解炭的微观结构. 炭素技术, 2012, 31(6): 44-47

［20］Kaae J L. The mechanism of the deposition of pyrolytic carbons. Carbon, 1985, 23(6): 665-673

［21］左劲旅, 张红波, 黄启忠, 等. C/C 复合材料的体积密度和石墨化度对硬度的影响. 中南工业大学学报, 2003, 34(3): 225-227

［22］Kaae J L. Microstructures of isotropic pyrolytic carbons. Carbon, 1975, 13(1): 55-62

第 10 章　低温各向同性热解炭微观结构及沉积机理

热解炭是气态碳氢化合物在热基体表面通过脱氢作用沉积而成的炭材料。研究表明，即使是低温各向同性热解炭，其结构也呈现出多样性。不同的结构决定了各向同性热解炭具有各异的性能，不同的结构特性则由不同沉积工艺条件以及沉积状态过程所决定[1, 2]。然而，热解炭的沉积过程非常复杂，其中涉及前驱体的热分解、脱氢、缩合等均相气相反应（中间产物多达几百种[3, 4]）和吸附、缩聚成炭、活性点再生等表面反应。而与均相气相化学反应比较，能够原位探测表面化学反应的技术方法目前仍然十分匮乏，这制约着化学气相沉积机理的研究，因此关于热解炭的沉积机理目前没有形成一致性的看法。

考虑到沉积过程的复杂性，沉积工艺参数之间相互作用共同影响热解炭的微观结构和性能，本章在人工心脏瓣膜含硅热解炭涂层的微观结构[5]研究基础上，采用稳态流化床化学气相沉积工艺，在 1250～1450℃的沉积温度和 25%～60% 的丙烷体积浓度下制备低温各向同性热解炭，利用 SEM 和 TEM 研究沉积温度和丙烷体积浓度对低温各向同性热解炭微观结构的影响，进而分析流化床化学气相沉积低温各向同性热解炭的机理。

10.1　实　　验

10.1.1　样品制备

采用稳态 FBCVD 工艺制备低温各向同性热解炭，其反应器装置如图 3.3 所示。反应器内径为 80mm，反应器内直径约 300μm 的氧化锆空心球（作为床层粒子）在混合气体吹动下形成流态化，直径 20mm、厚度 0.7mm 且外表面经 1500 号细砂纸抛光的高纯石墨圆片随床层粒子一起运动。制备装置上部和下部分别设计了氧化锆颗粒添加器和排出器，通过调节氧化锆颗粒添加量和排出量来保持床层面积恒定，保证沉积过程连续稳定地进行，从而制备出结构均匀的低温各向同性热解炭。

实验以 C_3H_8+CH_3Cl_3Si+Ar 为气源体系，其中 C_3H_8 为碳源，CH_3Cl_3Si 为硅源，Ar 为稀释气体和载气，混合气体的总流量保持恒定为 21.6L/min，CH_3Cl_3Si

的流量保持恒定，通过调节 C_3H_8 和 Ar 的流量比例来保证 C_3H_8 体积浓度分别为 25%、40% 和 60%，气体滞留时间[6]约为 0.2s。利用电磁感应线圈将炉体分别加热至 1250℃、1350℃ 和 1450℃。C_3H_8 和 CH_3Cl_3Si 在加热的流化床内发生热解反应，生成的热解炭沉积于基体上，待沉积一定厚度后，试样随炉冷却至室温出炉。

10.1.2　样品表征

采用日立 S-4800 型扫描电子显微镜观察样品的自然断面形貌；从石墨基体的试样上切割出热解炭片状试样，经机械减薄后，再利用双面离子减薄制成透射电镜试样，使用 FEI Tecnai G2 F30 S-Twin 型透射电子显微镜分析试样的微观结构组织，结合选区电子衍射测量试样的择优取向度，选区电子衍射斑点直径为 190nm。采用自制的数字化图像处理程序[7]计算试样的取向角 α。

10.2　结果和讨论

10.2.1　扫描电镜分析

在不同的沉积温度和丙烷体积浓度下，采用 SEM 观察到的部分 LTIC 样品断面形貌如图 10.1 所示。分析可知，本实验中不同沉积条件下制备的热解炭主要由类球形颗粒状炭结构组成，类球形颗粒之间相互融并或与褶皱的片层状炭结构黏结在一起，类球形颗粒之间有一定数量的孔隙，这符合 LTIC 的结构特征。在较低的沉积温度（1250℃）和丙烷体积浓度（25%）下制备的热解炭具有明显的片层状结构，如图 10.1（a）所示；当丙烷体积浓度升高至 60% 时，热解炭中的片层状结构基本消失，并且类球形颗粒间形成大孔隙，如图 10.1（b）所示。在较高的丙烷体积浓度（40%）下，随着温度的升高，类球形颗粒数量逐渐增多，尺寸明显减小，如图 10.1（c）和（d）所示。

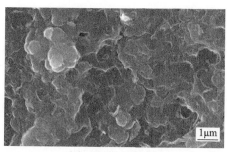
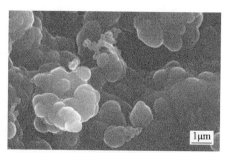

（a）1250℃，25% C_3H_8　　　　　　　　　　　（b）1250℃，60% C_3H_8

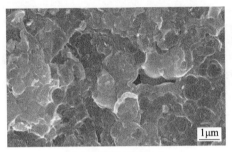 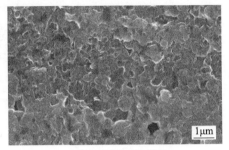

（c）1250℃，40% C₃H₈　　　　　　　　（d）1450℃，40% C₃H₈

图 10.1　丙烷体积浓度和沉积温度对 LTIC 样品断面形貌的影响

　　表 10.1 是不同沉积温度和丙烷体积浓度下的 LTIC 样品断面形貌特征。由表 10.1 可知，随着沉积温度升高，LTIC 中类球形颗粒数量增多但尺寸明显减小，片层状炭结构有所减少。当丙烷体积浓度升高时，LTIC 中类球形颗粒形貌越来越明显，其颗粒数量和尺寸均有所增加，而片层状炭结构逐渐减少甚至完全消失。

表 10.1　不同沉积温度和丙烷体积浓度下的 LTIC 断面形貌特征

沉积温度/℃	丙烷体积浓度/%	断面形貌特征	类球形颗粒尺寸/μm
	25	类球形颗粒与连续的褶皱片层状结构联结成致密结构	0.5～0.8
1250	40	类球形颗粒较多且相互融并，片层状结构并不明显，存在孔隙	0.7～1.0
	60	片层状结构完全消失，类球形颗粒间相互融并，形成大孔隙	0.7～1.2
	25	与1250℃相比，类球形颗粒细化，片层状结构有所减少，存在孔隙	0.4～0.6
1350	40	类球形颗粒数量多且相互融并，片层状结构变为不连续的碎片	0.5～0.8
	60	片层状结构消失，细小颗粒相互融并形成颗粒聚团，形成孔隙	0.6～0.8
	25	与1350℃相比，类球形颗粒更多，片层状结构更少且不连续	0.2～0.5
1450	40	类球形颗粒增多，片层状结构几乎消失	0.2～0.5
	60	几乎全是类球形颗粒且相互融并，形成数量多、尺寸小的孔隙	0.2～0.3

10.2.2　透射电镜分析

　　对于低温、低丙烷体积浓度（1250℃、25%）下制备的 LTIC 样品采用透射电镜进行分析，可以得到与采用 SEM 分析所得相同的结构，类球形颗粒状炭结构是各向同性热解炭的主要结构单元，颗粒之间通过片层状炭结构紧密相连，但也存在着少量孔隙，如图 10.2 所示。进一步分析，类球形颗粒并不是简单的球体（图 10.2（a）），其核心由数量不等的直径为 0.1～0.2μm 的炭黑颗粒聚集而成，组成炭黑颗粒的石墨片层为乱层结构，相互之间取向杂乱。图 10.2（b）表明，包围炭黑颗粒的石墨片层沿着类球形颗粒呈同心圆环周向排列，8～10 层石墨片层大致相互平行地组成短程有序而长程无序的微晶，微晶除了大致相互平行堆叠在一起，还在其边缘相互成键而联结起来[8]。由于作为形成类球形颗粒前驱体的热解炭液滴在气相中不停地运动，所以石墨片层沿着颗粒周向排列[9]，液滴长大并沉积在基体上，而片层状结构沉积在类球形颗粒之间，与类球形颗粒状炭结构紧密相连，这也正是 LTIC 结构致密的原因[1]。图 10.2（c）所示的片层状结构中的石墨片层排列整齐，大致平行于图中箭头所指方向，相对于炭黑颗粒的石墨片层，其微晶尺寸更小，层数大致为 3～6 层。

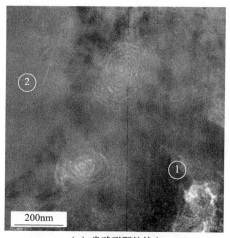

（a）类球形颗粒核心

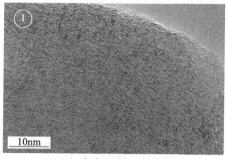

（b）类球形颗粒核外结构

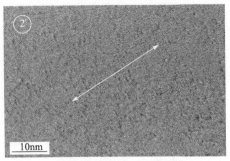

（c）类球形颗粒间片层状结构

图 10.2　LTIC 的 TEM 照片（沉积温度 1250℃、丙烷体积浓度 25%）

　　图 10.3 是丙烷体积浓度为 25%，不同沉积温度下 LTIC 样品高分辨透射电镜照片及衍射图像。图 10.3 显示了当沉积温度变化时类球形颗粒内包围着炭黑颗粒的热解炭织构的变化情况：在较低沉积温度（1250℃）下，由微晶组成的石墨片层长度较短，取向大致相同，平均取向角为 67°，如图 10.3（a）

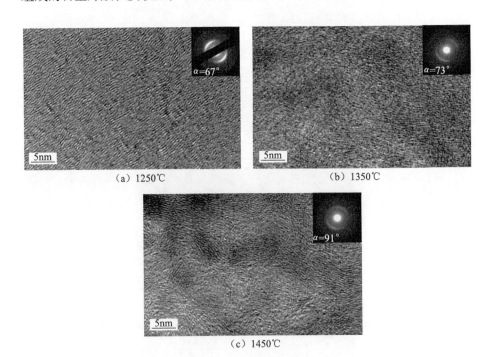

（a）1250℃　　　　　　　　　　　（b）1350℃

（c）1450℃

图 10.3　丙烷体积浓度为 25%，不同沉积温度下 LTIC 样品高分辨
透射电镜照片及衍射图像

所示；当沉积温度升高至 1350℃时，石墨片层取向较为散乱，平均取向角为 73°，如图 10.3（b）所示；当沉积温度为 1450℃时，石墨片层更长，弯曲度较高，并且相互缠绕形成缠结体，取向杂乱，平均取向角为 91°，属于低织构材料，如图 10.3（c）所示。实验结果表明，随着沉积温度的升高，类球形颗粒内包围着炭黑颗粒的石墨片层长度逐渐增加，热解炭织构降低。

10.3　沉积机理分析

10.3.1　沉积模型

为了分析化学气相沉积工艺制备热解炭的过程，人们提出许多沉积模型，主要包括分子沉积机理、固态粒子机理、液滴机理、黏滞小滴机理和连续成核理论等[10-13]。

丙烷在化学气相沉积条件下非常不稳定，会在极短的停留时间内发生热分解、脱氢、缩合等复杂反应。根据本章 LTIC 涂层的微观结构，推测丙烷进入沉积炉后生成小分子链烃、初级芳香烃及稠环芳香烃（PAHs）等沉积基元[14]。这些沉积基元在气相中相互碰撞，在芳香碳平面的 a、b 方向上发生化学吸附使其长大，c 方向上通过物理吸附相互堆叠形成石墨片层[15]。随着反应的进行，气相中稠环芳香烃的蒸气分压也随之增加，直至超过饱和蒸气压，此时蒸气形成微液滴。TEM 结果表明，微液滴由数量不等的炭黑颗粒聚集组成，组成炭黑颗粒的石墨片层是乱层结构，且相互之间取向杂乱，PAHs 是炭黑颗粒从气相形核析出的主要前驱体。微液滴在床层内运动与小分子链烃、芳烃等碰撞而继续生长，其生长方式主要有两种，即相互之间的碰撞融并以及小分子链烃、芳烃在其表面的脱氢加成反应形成中、低织构炭层，长大的液滴沉积在基体上堆积、脱氢固化形成类球形颗粒。除此以外，由于小分子链烃和芳烃等在沉积炉内发生振动、碰撞和吸附等无规则的各向同性运动，所以在基体上还发生小分子链烃、芳烃等的化学吸附和物理吸附，进而在类球形颗粒间形成褶皱的片层状炭结构，并将类球形颗粒紧密地联结在一起，形成致密的 LTIC 涂层。图 10.4 是 LTIC 的沉积模型，LTIC 的沉积过程可描述为：①气相中炭黑颗粒的形成；②炭黑颗粒生长形成液滴；③液滴与小分子链烃、芳烃的共同沉积。

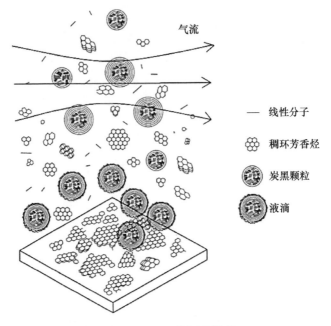

气流

—— 线性分子

稠环芳香烃

炭黑颗粒

液滴

图 10.4　LTIC 的沉积模型

10.3.2　沉积温度和丙烷体积浓度对沉积过程的影响

在 FBCVD 制备 LTIC 的过程中，主要发生均相气相反应和异相表面反应两个过程。由于化学气相沉积反应的复杂性，目前对 FBCVD 的化学反应过程没有定量的、统一的认识。但达成共识的是，不同的沉积条件如沉积温度、丙烷体积浓度、停留时间和 A_S/V_R 值等对沉积过程都有一定的影响[2, 16]。本章主要讨论 FBCVD 制备 LTIC 中沉积温度和丙烷体积浓度对沉积过程的影响。

图 10.5 是 LTIC 的形成过程。从图 10.5 可以看出，LTIC 的形成是由均相气相反应和异相表面反应共同决定的，其中类球形颗粒的生长由气相形核机理所控制，而片层状炭结构的形成由表面生长机理所控制。因此，沉积温度和丙烷体积浓度主要影响 LTIC 形成过程中气相形核机理和表面生长机理。

沉积温度决定了气相中热解反应活化能的大小，从而决定了气相中间产物的种类和各中间产物的饱和蒸气压的大小。当沉积温度较低时（如1250℃，25% C_3H_8），根据形核理论[17]，气相形核势垒较高，所以气相中形成少量液滴，并且液滴尺寸较大，此时表面生长机理占重要地位，因此在基体上除了液滴的吸附，还有芳烃等发生的化学吸附和物理吸附，进而在类球

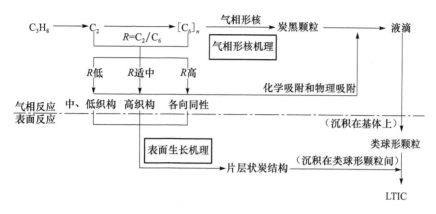

图 10.5　LTIC 的形成过程

形颗粒间形成褶皱的片层状炭结构，如图 10.1（a）所示。当沉积温度升高时（如 1450℃，25% C_3H_8），芳烃的饱和蒸气压降低，气相形核势垒降低，形核容易，气相中形成大量液滴，而小分子链烃数量少，液滴生长受限，此时以气相形核机理为主，因此 LTIC 中类球形颗粒数量增多而尺寸减小、片层状结构逐渐减少（表 10.1）。此外，由于沉积温度决定了气相中间产物的种类，所以沉积温度对热解炭的织构有着重要的影响。根据 Particle-Filler 模型[14]，高织构热解炭形成机理是大分子芳烃作为"颗粒"被小分子链烃充分填充，因此小分子链烃与芳烃的比值 R 直接控制热解炭织构的变化（图 10.5）。本研究中，当丙烷体积浓度为 25% 时，随着沉积温度的升高，气相反应加剧，气相中形成更多的芳烃（如 PAHs）和炭黑颗粒，由于在形成芳烃的过程中大量的小分子链烃（如 C_2 和 C_3）被消耗，所以小分子链烃与芳烃的比值 R 将会下降，液滴在气相中吸附小分子链烃和芳烃长大，因此包围着炭黑颗粒的炭层织构逐渐降低，取向散乱，如图 10.3 所示。

　　为了研究丙烷体积浓度对沉积过程的影响，采用相同温度（如 1350℃），丙烷体积浓度分别为 25%、40% 和 60% 的工艺条件制备 LTIC 样品。从表 10.1 可以明显看出，相对于沉积温度，丙烷体积浓度的变化对类球形颗粒尺寸的影响较小，而对片层状结构有重要的影响。随着丙烷体积浓度的升高，单位时间内气体总反应量增加，气相中间产物碰撞概率增大，芳烃的过饱和度增加更有利于气相形核的发生，液滴形核率增加，此时 LTIC 形成过程逐步由以表面生长机理为主转变为以气相形核机理为主。因此，在高丙烷体积浓度下，气相中生成大量液滴，小分子链烃和芳烃等被大量消耗，沉积过程中以气相形核生成的液滴在基体上堆积、脱氢固化形成类球形颗粒为主，小分子链烃和芳烃等以表面生长的形式填充在类球形颗粒间的过程减少，甚至完全消失。

10.4　本 章 小 结

（1）以丙烷作为碳源，在不同的工艺条件下，LTIC 均由类球形颗粒状炭结构和片层状炭结构组成。

（2）LTIC 的沉积过程为：气相中炭黑颗粒的形成，炭黑颗粒生长形成液滴，液滴与小分子链烃、芳烃的共同沉积。

（3）随着沉积温度的升高，气相形核势垒降低，LTIC 中类球形颗粒数量增多，尺寸减小，并且类球形颗粒内包围着炭黑的炭层织构逐渐降低。

（4）随着丙烷体积浓度的升高，沉积过程逐渐由以表面生长机理为主导转变为以气相形核机理为主导，LTIC 中类球形颗粒形貌越来越明显，而类球形颗粒间片层状炭结构逐渐减少，甚至完全消失。

参 考 文 献

［1］ 张建辉，夏文莉. 沉积条件对低温各向同性热解炭微观结构的影响. 中国有色金属学报，2015, 25(1): 165-170

［2］ Zhang D S, Li K Z, Li H J, et al. The influence of deposition temperature on the microstructure of isotropic pyrocarbon obtained by hot-wall chemical vapor deposition. Journal of Materials Science, 2011, 46(10): 3632-3638

［3］ 陈三平，李贺军. 碳/碳复合材料 CVI 工艺中热解碳形成机理的研究. 材料导报，2002, 16(5): 62-64

［4］ 徐伟，张中伟，白瑞成，等. 丙烷化学气相沉积均相热解反应动力学模拟. 新型炭材料，2014, 29(1): 67-77

［5］ 张建辉，孙海博，王根明，等. 人工心脏瓣膜含硅热解炭涂层的微观结构. 中国生物医学工程学报，2011, 30(5): 757-761

［6］ 邹继兆，曾燮榕，熊信柏，等. 气体滞留时间对微波热解 CVI 工艺制备 C/C 复合材料性能的影响. 无机材料学报，2007, 22(4): 677-680

［7］ 张建辉，孙海博，王根明，等. 采用选区电子衍射法测定人工机械心脏瓣膜热解炭的择优取向度. 中南大学学报 (自然科学版)，2013, 44(3): 1006-1010

［8］ 张伟刚. 化学气相沉积——从烃类气体到固体碳. 北京：科学出版社，2007

[9]　Je J H, Lee J Y. The cause of size difference: Soot particles and the growth features of isotropic pyrolytic carbon. Carbon, 1987, 25(4): 586

[10]　Kaae J L. The mechanism of the deposition of pyrolytic carbon. Carbon, 1985, 23(6): 665-673

[11]　Jung H J, Lee J Y. How is pyrolytic carbon formed? Transmission electron micrographs which can explain the change of its density with deposition temperature. Carbon, 1984, 22(3): 317-319

[12]　李克智, 和永岗, 李贺军, 等. 化学气相沉积低温热解炭的微观组织结构与沉积模型. 新型炭材料, 2012, 27(2): 81-86

[13]　李强, 罗瑞盈, 程永宏. 热解炭的化学气相沉积机理和组织形貌. 炭素技术, 2003, (4): 1-6

[14]　Dong G L, Huttinger K J. Consideration of reaction mechanisms leading to pyrolytic carbon of different texture. Carbon, 2002, 40(14): 2515-2528

[15]　Bourrat X, Lavenac J, Langlais F, et al. The role of pentagons in the growth of laminar pyrocarbon. Carbon, 2001, 39(15): 2376-2380

[16]　Hu Z J, Zhang W G, Hüttinger K J, et al. Influence of pressure, temperature and surface area/volume ratio on the texture of pyrolytic carbon deposited from methane. Carbon, 2003, 41(4): 749-758

[17]　肖鹏, 徐永东, 黄伯云. 沉积条件对 CVD-SiC 沉积热力学与形貌的影响. 无机材料学报, 2002, 17(4): 877-881